实用临床常见病护理

SHIYONG LINCHUANG CHANGJIANBING HULI

程艳华　等 主编

上海交通大学出版社
SHANGHAI JIAO TONG UNIVERSITY PRESS

内容提要

本书紧密结合当前护理学的发展进程，先系统论述了护理学绪论；然后详细叙述了呼吸系统、循环系统、消化系统、泌尿系统、血液系统及内分泌系统等常见病的护理，并对每个疾病的病因病理、发病机制、临床表现和护理措施做了具体介绍。本书适合各级护理工作者参考、研读。

图书在版编目（CIP）数据

实用临床常见病护理 / 程艳华等主编. --上海 ：上海交通大学出版社，2022.9

ISBN 978-7-313-23331-8

Ⅰ. ①实… Ⅱ. ①程… Ⅲ. ①常见病－护理 Ⅳ. ①R47

中国版本图书馆CIP数据核字（2020）第095742号

实用临床常见病护理

SHIYONG LINCHUANG CHANGJIANBING HULI

主　　编：程艳华 等

出版发行：上海交通大学出版社　　地　　址：上海市番禺路951号

邮政编码：200030　　电　　话：021-64071208

印　　制：广东虎彩云印刷有限公司

开　　本：710mm × 1000mm 1/16　　经　　销：全国新华书店

字　　数：233千字　　印　　张：13.25

版　　次：2023年1月第1版　　插　　页：2

书　　号：ISBN 978-7-313-23331-8　　印　　次：2023年1月第1次印刷

定　　价：128.00元

编委会

前 言

护理工作是医疗工作的重要组成部分，它的任务是促进健康、预防疾病、恢复健康和减轻痛苦，具体而言即帮助健康者保持和增进健康，帮助患者减轻痛苦、增加舒适、恢复健康及帮助伤残者达到最大程度的功能恢复。随着医学科学与相关科学的发展和在某个特定时期人们对健康定义的认识和需求的不断提高，许多护理专业的新知识、新技术和新方法相继面世，使护理学科面临着多元化的变更，从而加快了护理模式的转变，推动了护理学新理论、新技术的发展，也促使“以患者为中心”的整体护理模式广泛开展起来。

护理学理论和实践的迅猛发展，充分显示了其作为一门独立专业的强大生命力。人们对护理的依赖日益明显，对护理工作者提出了更高的要求。因此，护理工作者必须不断学习、交流临床护理经验、熟悉并掌握新的护理学进展，才能跟上护理学发展的步伐，更好地为患者服务，为人类健康保健提供可靠的保障。我们根据自身多年的临床护理经验，在参阅国内外大量最新、最权威的文献资料的基础上编写了《实用临床常见病护理》一书。

本书紧密结合当前护理学的发展进程，先系统论述了护理学绪论；然后详细叙述了呼吸系统、循环系统、消化系统、泌尿系统、血液系统及内分泌系统等常见病的护理，并对每个疾病的病因病理、发病机制、临床表现和护理措施做了具体介绍。本书秉承整体护理观念，将基础理论与临床实践相结合，内容详略得当，条理清晰，专科护理特点突出，具有很高的实用价值，是一本集权威性、前沿性和可操作性于一体的护理学专著，适合各级护理工作者参考、研读。

由于编写时间仓促和缺乏经验，书中存在的不足和错误之处，恳请各位读者予以指正，以便进一步修订完善。

《实用临床常见病护理》编委会

2020 年 3 月

目　录

第一章

护理学绪论

第一节　护理学概述

护理学是医学科学的一个重要组成部分，是以基础医学、预防医学、康复医学及相关的社会科学、人文科学等为理论基础的一门综合性应用学科，它与人的健康密切相关。它是一门年轻的学科，距今仅有100多年的历史，是随着西方医学的发展逐步形成的，其历史虽短暂，但发展却十分迅速。现如今，护理学已逐渐发展成为一门独立的学科和专业，并具有本专业自身的理论体系，具有很强的科学性、技术性、社会性和服务性。对于护理学的定义，国内外普遍认可的是：护理学是诊断和处理人类对现存的和潜在的健康问题的反应的科学。这一定义蕴藏了以下含义。

一、护理学是一门综合性应用学科

护理学是综合了自然科学、社会科学和人文科学等知识，为人类健康服务的一门综合性应用学科。该定义提出护理学是研究人类对“健康问题”的反应，充分体现了护理学是一门为人类健康服务的学科。而人类对健康问题的“反应”则是多方面的，可以有生理的反应（如发热、腹泻），需要用生物医学或其他自然科学的知识和方法来解决；也可以有心理和精神方面的反应（如害怕、焦虑），需要用心理学等社会人文科学的知识和方法来处理。

二、护理学研究的是整体的人

护理学把人作为一个既有生物属性又有社会属性的人。它认为护理学不仅研究“现存的健康问题”，还包括“潜在的健康问题”，服务的对象既有患病的人，也包括未患病但有“潜在健康问题”的人。

三、护理工作的基本方法是护理程序

护理是应用“诊断”和“处理”的工作方法来解决人类的健康问题，强调护理工作的基本方法是护理程序。

护理学提出应用护理程序的工作方法解决人类的健康问题，要求从事护理工作的人员必须具备识别反应的能力、制订护理方案的能力、实施护理计划的能力和评价护理效果的能力。

四、护理学把解决人的健康问题作为根本目的

护理的任务是“诊断和处理人类对现存的和潜在的健康问题的反应”，它根据人的不同健康状况采取不同的护理方式。对于尚未生病和健康状况良好的人，护理的任务是促进其更加健康或保持健康；对尚未生病或尚未有健康问题但处在危险因素中有可能出现健康问题的人，护理的任务是预防疾病；对已经患病或出现健康问题的人，护理的任务是协助康复；而对于病情危重或生命垂危的人，护理的任务是尽量减轻其痛苦或使之平静、安宁和有尊严地死去。

尽管我国护理学的进展与先进国家有一些差距，但对护理学的认识是基本一致的。1986 年，原卫生部副部长顾英奇在南京召开的全国首届护理工作会议工作报告中提到：“护理工作除配合医疗执行医嘱外，更主要地是对患者进行全面照顾，促进其身心健康……护理学就是研究社会条件、环境变化、情绪影响与疾病发生、发展的关系，对每个患者的具体情况进行具体分析，寻求正确的护理方式，消除各种不利的社会、家庭、环境、心理等因素，以促进患者康复。随着科学技术的进步、社会的发展、人民生活水平的提高，护士将逐步由医院走向社会，更多地参与医疗保健。”

随着社会的发展和科学技术的进步，护理学已逐步由“以疾病为中心”转变为“以患者为中心”，从而向“以人的整体健康为中心”的方向发展，研究自然、社会、文化、教育和心理等因素对人健康的影响，不断对人的生命过程提供全面、系统、整体的护理。

第二节 护理学发展简史

19 世纪以前，世界各国都没有护理专业。直至 19 世纪中叶，英国的佛罗伦

萨·南丁格尔首创了护理专业，护理学才逐步形成和发展。但随着社会的发展与时代的变迁，护理在不同的时期呈现出不同的特点。

一、国外护理发展简史

(一)古代的护理

外国古代医学史中早就载有当时著名的医学理论和医疗措施，但同中国传统医学一样没有明显的分工，“护士”名称还根本不存在。人类原始生活形态是以家族为中心的部落，在母系社会里，妇女如同料理家务一样必须担负起哺育幼儿，照顾患者、残疾人和老人的责任，扮演着护士的角色，但其照顾的方法是一种代代相传的经验，是殷勤慈祥、无微不至、有智慧但无知识的母爱型家族式护理。

由于经济、文化落后，交通困难，最早能收容旅客的就是教堂、养育院或济贫所，这些地方统称为招待所。在古老的国家中，宗教与医事多混为一体，许多教堂、神社、寺院都有任务收容远道而来朝圣的信徒，并为他们安排住宿。遇有患者时，则由伴随的亲属或僧侣、修女进行医疗和照顾。直到人口增加，城市扩大，医疗发展，建立医院，收容患者集中治疗时，护理才引起人们的注意。

(二)中世纪的护理

中世纪欧亚的政治、经济、宗教及战争的发生、疫病的流行等因素，对护理学发展起了一定的促进作用。中世纪时期，人民的社会阶级分为3类：奴隶、贵族和僧侣。其医疗分为世俗凡人的医疗和以修道院为中心的教会式医疗两大领域。护理的概念随着中世纪的发展而更加明确，护理逐渐由“家庭业务式”向“社会化与组织化的服务”迈进。在这个时期，有3个团体受罗马旧教会的赞助而提供护理服务：军队社团、修道院社团及世俗社团。修道院收容孤儿、贫病者，提供群体性的疾病照顾服务，虽然此时的妇女处于从属地位，但修女仍得到社会的尊重。

中世纪疫病蔓延，如丹毒、麻风、疟疾、伤寒猖獗，特别是公元1340－1345年，鼠疫大流行，由亚洲传至欧洲各国，由于当时的医学科学不发达，人们对疫病束手无策，造成大量人员罹病和死亡，死亡人数高达6000多万人，其中，中国死亡人数达1000多万人，给人类带来了深重的灾难。

公元1060年，意大利的沙弗诺城有一所著名的医学校开始招收妇女学习产科，包括医院管理、护理和助产，考试及格后颁发证书。

(三)文艺复兴时期的护理

公元1400年前后，意大利兴起了文艺复兴运动，并且风行欧洲。它是文化、科学有新发现的时代，建立了许多图书馆、大学院校、医学校等。这个时期出现了一批医学科学的开拓者。

文艺复兴时期的护理与医学相比发展相当缓慢，仍停留在中世纪的状况，其原因之一是当时重男轻女的封建思想没有改变。一般文化教育，特别是大学只招收男生，资产阶级和贵族妇女多在家中聘请家庭教师授课，而贫困的妇女只能被雇用为家庭仆役，没有机会受到良好的教育。

圣文森·保罗（1576—1660 年）是一位罗马天主教徒，是慈善姊妹社在巴黎的创始人。他主张选择有文化的信徒为被迫害的奴隶、犯人和贫苦患者服务，减少他们的痛苦，以后发展为慈善医院。不少类似的组织如英国的仁慈姊妹社和美国的仁慈医院护士学校至今仍然存在。这类的护士组织由慈善家所设并逐渐演变成私立医院护士学校或设有学位的护理系，但它仍具有浓厚的基督教信仰的特点。

(四)南丁格尔时期

19 世纪，随着医学的进步，社会对护理的需求增加及妇女的解放使护理步入专业化的发展阶段。19 世纪中叶，出身于英国富有家庭的佛罗伦萨·南丁格尔（1820—1910 年）首创了护理专业，她为整个人类医学史的发展做出了巨大的贡献。为此，南丁格尔被尊称为护理事业的先驱、现代护理学和现代护理教育学的奠基人，国际上亦称这个护理发展阶段为“南丁格尔时期”。

(五)现代护理学的发展

随着社会的进步和科学技术的发展，20 世纪的护理学与“南丁格尔时期”相比，已发生了巨大的变化。

自南丁格尔创办第一所护士学校以来，培养护士的学校纷纷成立，尤以高等护理教育发展迅速。1901 年，美国约翰霍普金斯大学设立专门的护理课程，将临床护理与理论结合起来。1924 年，耶鲁大学首先成立护理学院，学生毕业获学士学位。该校还于 1929 年开设硕士班，学生毕业获硕士学位。1964 年，加州大学旧金山分校第一个开设护理学博士学位课程等。1965 年，美国护士学会提出凡是专业护士都应有学士学位。世界其他国家也发展迅速，其中有加拿大、澳大利亚、菲律宾等。

在护理理论建设方面，以美国为代表的一些发达国家，护理理论的发展尤为迅速，确立了护理学的基本概念和护理模式。这些理论模式包括人际间关系模式、行为系统模式、保健系统模式、奥瑞姆自理模式、适应模式和生命过程模式等，广泛地被护士们所认识、接受和应用。护理学的知识结构由单纯的生物科学扩大到人文科学、社会科学及其他自然科学领域，逐步形成现代护理学的理论体系，成为现代一门独立的、为人类健康服务的学科。

护理模式已由单纯的“以疾病为中心”发展到“以人的健康为中心”，因而护理的任务由疾病防治扩大到对人类全面的健康保健。护理工作由单纯的经验型、操作型向以科学理论为指导的综合应用型转变。

19 世纪末，护理学的专业地位和科学地位已经确立，护理不再附属于医疗，而是人类健康服务专业中的一个重要专业。护士不再处于助手地位，而是与所有医疗保健服务人员共同工作的合作者。

二、中国护理发展简史

(一)中国古代的护理

中国是世界文明古国之一，具有悠久的历史文化和医学渊源。从考古出土的文物或古籍中一些有关医学的零散知识发现，护理的历史可追溯到原始社会，如石器时代的北京猿人就发现了烧热的石块与砂石可消除某些病痛。

古代医学典籍及历代名医传记中，记载了不少关于护理的内容，如饮食调护、口腔护理、冰块降温、消毒隔离、疾病预防、功能锻炼和急救等，有的内容对现代护理仍有指导意义。如西周时期，在疾病的诊断上提出：“以五色、五声、五色视其死生，而以九窍之变，参之以九藏之动。”通过观察患者的体温、声音和气色，并参照患者内在的脏腑活动情况判断病情。春秋战国时期的名医扁鹊提出：“切脉、望色、听声、写形，言病之所在。”总结了观察疾病的方法。《黄帝内经》中提到：“病热少愈，食肉则复，多食则遗，此其禁也。”说明热病反复与调节饮食有着密切关系。“扶正祛邪”，即提倡加强自身对疾病的防御功能；“圣人不治已病治未病”“上工救其萌芽”，即要求防微杜渐，做到疾病早防早治。三国时代的华佗创制“五禽戏”的功能锻炼之法。唐代孙思邈所著的《备急千金要方》中提到：“凡衣服、巾、枕、镜不宜与人共之”等隔离知识，他还创造了用葱管的口吹式导尿术。在他的著作里，还列出了“食治”，介绍了谷、肉、果、菜等食物的治疗作用，主张凡是用食物能治好的病，就不必吃药。对于消渴病(糖尿病)如何防止疖、痈的问题，他指出患消渴病过了百天，就不能使用针灸法，要避免皮肤破损而发生疖、痈。宋代《医说》中记载：“早漱口，不若将卧而起，去齿间所积，牙亦坚固。”明清之际，瘟疫流行，胡正心医师提出用蒸汽消毒以处理传染病患者衣服的建议。

总之，在中医学中积累了丰富的护理实践经验，在古籍医药书中以“三分治，七分养”高度概括了护理对患者康复的重要性。但自古以来，医护不分，护理的内容只限于一般性的照料，且常由医者及家属中的母亲、姐妹担任，而护理未形成一门独立的专业。

(二)中国近代的护理

1.建国前的护理

建国前因鸦片战争失利，签订了不平等条约而沦为半殖民地。自此，外国派遣大批的传教士、教师、医护人员进入我国。其中传教士为了使基督教能顺利地在中国传开，就借由医疗的方式与民众接触，并在各地兴建医院和学校。当时医院的护理部主任及护士学校的校长、教师均由外国人担任，从医院环境、护士服装、护理操作规程、护理教材方面亦多承袭西方的观点和习俗，而形成了欧美式的中国护理。1888 年，约翰逊女士在福州医院创办了我国第一所护理院校。此后，北京、苏州、南京、福州等地的医院陆续开办护理院校。1934 年，教育部成立了护士教育专门委员会，将护士教育列为高级护士职业教育，学制 3～4 年，并被纳入国家正式教育系统。1921 年，北京协和医学院与五所大学合办了高等护士学校，学制为 5 年，毕业后授予学士学位，为国家培养了一大批高水平的护理师资和护理管理人才。

中国的护士团体“中华护士学会”(1964 年改名为中华护理学会)于 1909 年在江西牯岭成立。前八届理事长均由在华工作的外籍护士担任，钟茂芳是当选为副理事长的第一位中国护士。直到第九届开始，由中国护士担任理事长，伍哲芳 1922 年参加国际护士会，她是首次担任理事长的中国护士。

抗日战争时期，有的医院和护士学校迁到后方继续招生，在沦陷区仍坚持每年一次的会考制度。

自新民主主义革命到中国解放，对于我国护理工作者的培养在革命队伍中受到高度重视，先后在井冈山、汀州、延安开办了护士学校和医院，培养了大批的护理工作者。在 1914 年和 1942 年的护士节，毛泽东同志在延安先后写下了“护理工作有很大的政治重要性”“尊重护士、爱护护士”的光辉题词，鼓舞着广大的护理工作者。

在建国前，由于护理事业得不到政府的重视，加上帝国主义的侵略等，护理发展屡遭挫折，发展缓慢。1949 年统计数据显示，在解放前夕全国仅有护士学校180 多所，在 6 亿人民中护士仅有 3 万人左右，表明建国前护士严重缺乏。

2.建国后的护理

1949 年新中国诞生后，护理事业得到了党和国家的重视而进入较快的发展阶段，特别是改革开放以来，护理事业的发展更为迅速。

(1)1949—1966年：1950年及1952年，原卫生部召开了第一届、第二届全国卫生院工作会议，确定了"面向工农兵，预防为主，团结中西医，卫生工作与群众运动相结合"的卫生工作方针。这个方针政策为我国护理事业的发展指明了方向。1950年，在第一届全国卫生工作会议上，对护理专业的发展做了统一的规划，将护士的教育列为中等专业教育，纳入正规的教育体系，并由原卫生部领导制订全国统一的教学计划，编写统一的护理各门课程的教材。在建国后的17年里，护理事业欣欣向荣。20世纪50年代，建立"三级护理管理"和"查对制度"，护理开始走向规范化。随之各专科护理迅速崛起，第1例大面积烧伤患者邱财康的抢救成功和王存柏断肢再植的成功就是这一时期护理成就的代表。1964年，开展群众性的技术练兵活动，提高了护理人员的素质，促进了护理事业的发展。

(2)1966—1976年：在这十年里，护理事业遭受了极大的灾难。全国护士学校部分停办，学会被迫停止活动，医院护理管理和规章制度管理遭受破坏，使我国护理在思想建设、组织管理、教育训练、业务技术和学术研究等方面受到严重干扰和破坏，造成护理人员缺编和护理质量的严重下降。

(3)1976年至今：自1976年的第十一届三中全会以来，护理事业得到了新生，护理工作进入了恢复、整顿、再发展的新阶段。原卫生部于1979年后先后颁发了"关于加强护理操作的意见""关于加强护理教育工作的意见"两个通知，1986年，又颁发了"加强护理工作领导，理顺管理体制的意见"，使护理工作在新形势下得到了加强与发展，在护理管理、教育、科研等方面取得了显著的成绩。

3.中国现代护理的成就

(1)确立了护理学是一门独立的学科和专业：1981年，由原卫生部、中国科学技术协会(简称中国科协)和中华护理学会在北京联合召开了首都护理界座谈会，许多国家领导人出席并发表了重要讲话。我国著名科学家、全国政协副主席、中国科协主席周培源同志对护理学是一门独立学科做了精辟分析，充分体现了党和国家领导人对护理学科及护理事业的重视。护理学科作为一门独立的学科，以及在自然科学中的位置由此而确立，护理人员被认为是科技工作者的一部分。

1979年，国务院批准原卫生部颁发的《卫生技术人员职称及晋升条例(试行)》，其中明确规定了护士的技术职称分别为"主任护师、副主任护师、主管护师、护师和护士(正规护校毕业生)"。各省、市、自治区根据这一条例制订了护士晋升考核的具体内容和方法。由此，从事护理专业的人员作为科技工作者有了自己的职称序列。

(2)护理组织和管理体系逐步健全和完善：1982年，原卫生部医政司成立护理处，以加强对护理工作的领导，任命严渭然为处长。1985年9月，经原卫生部批准成立护理中心，为制定护士法和实施护士注册做准备。卫生行政部门自上而下都设有管理护理工作的机构或护理专干；医院建立健全了“三级护理”管理体制、各种规章制度、质量标准、管理指标体系和操作规程等，使护理质量有了保障。

1992年3月，原卫生部颁发了《中华人民共和国护士管理办法条例》。1995年，由国家考试中心按此条例组织举行了全国护士首次执业考试，使我国护士执业管理走上了法制化轨道，使护理队伍的整体素质有了可靠的保证。

临床护理改革：20世纪80年代初，引进了护理程序和责任制护理。责任制护理在我国一些医院实施后，将护理的重点从“疾病”转向了“患者”，使护理工作向前推进了一步。但是由于护士数量有限，一个护士负责的患者较多，而责任护理又不可能24小时都在病房，因此在执行的过程中责任并不落实，而且填写表格相当繁琐，耗费了不少精力和时间，使患者的需求没有得到很好的满足。加之护理管理体制未及时理顺，护理教育未及时增加有关护理程序各责任制护理方面的知识，产生了教学与临床脱节等问题，结果导致责任制护理的推广困难。

20世纪90年代，随着国外护理程序的实施日趋完善，受我国原卫生部的邀请和世界卫生组织的委托，美国乔治梅森大学护理与健康科学院教授袁剑云博士对我国护理现状进行全面考查研究后，指出系统化地贯彻护理程序、实施整体护理，是改革我国护理现状、提高护理质量的突破点。1996年，原卫生部在北京召开了全国整体护理研讨会，提出要在全国积极推行整体护理模式，不断提高护理质量，以满足人民日益增长的健康需要，并成立了“全国整体护理协作网”。

1997年，原卫生部下发了《关于进一步加强护理管理工作的通知》，要求各地要积极推行整体护理。

(3)护理教育发展迅速和教育体制逐步完善：自第一届全国卫生工作会议举办后，护理被纳入正规的教育体系，列为中等专业教育之一。中等护理教育为国家培养了大批合格的实用型人才。据1995年统计，护理学校和设有护理专业的卫校有503所。

继1921年北京协和医学院开办护理高等教育后，我国于1952年停办了高等护理教育。1980年，南京部队后勤部总医院在原卫生部的支持下与地方联合率先恢复试办了“高级护理班”。在中华护理学会尤其是护理处领导的积极支持下，天津医学院于1983年创办了“护理系”，并开始正式招生。

1992年，经国务院学位委员会及国家教委批准，在北京医科大学护理系建立了护理硕士点，并于同年招收第一届护理硕士生。此后，中国协和医科大学和天津医科大学护理系建立护理硕士点并招生。同年，中国八所重点医科大学及泰国清迈大学在美国中华医学基金会的资助下，在西安医科大学开办以培养护理师资为主的护理硕士班，实施了中国高级护理教育发展项目。继续教育得到发展，函大、夜大、电大、自学考试等办学形式给护士提供了进一步深造的条件，使护理人员的知识层次发生了变化，满足了临床护理、护理管理及护理教育发展的需要。

(4)护理研究得到初步发展：随着高等护理教育的发展，一批高级护理人才走上了护理教育、管理和临床岗位，在各领域里研究创新，推动了护理学科的发展。在护理教育方面，正在探索出适合我国多层次、多形式、多渠道的护理教育模式。护理模式由“以疾病为中心”发展到“以患者为中心”的阶段，并正向“以人的健康为中心”的阶段前进。1988年9月，郑州铁路局中心医院护士高春香成为获中国科协“首届青年科技奖”的第一位护理科技工作者。在大面积烧伤、器官移植、心胸外科、重症监护、营养疗法、中西医结合护理、家庭护理、预防院内感染等专科护理研究方面得到了较快发展。自动化、现代化的护理装备不断应用于临床，改变了手工操作、体力劳动的工作条件。

(5)护理学术活动活跃：建立了良好的对外交流。1977年以来，中华护理学会和各地分会先后恢复，各级学会举办的学术活动丰富多彩，国际间学术交流也日益密切，护理人员出国考察、进修、深造的人数不断增多。有些国家或地区的护理人士与我国一些省、市分会和单位建立了友好联系，互派进修、交流、交换期刊和书籍等，增进了相互间的交流，也加速了我国护理与国际的接轨。

(6)护士地位和待遇不断提高：自1979年国家对护士的晋升、工资待遇作了研究和决定后，明确规定护士职称享受护龄工资，增设护龄补贴。自1986年起，对从事护理工作30年以上的护士颁发“荣誉证书”和“证章”。1986年，全国首届护理工作会议后，党和国家领导人题词和致函祝贺，不少护士被选为各级人大代表或政协委员和担任各级卫生行政机构要职。其中“优秀护士”“劳动模范”“优秀科技工作者”“三八红旗手”脱颖而出。至1999年，我国已有20名护士获国际护理最高荣誉奖“南丁格尔奖章”。

第二章

呼吸系统疾病的护理

第一节　急性呼吸道感染

急性呼吸道感染通常包括急性上呼吸道感染和急性气管-支气管炎。

急性上呼吸道感染是鼻腔、咽或喉部急性炎症的总称。常见病原体为病毒，仅有少数由细菌引起。本病全年皆可发病，但冬春季节多发，具有一定的传染性，有时引起严重的并发症，应积极防治。

急性气管-支气管炎是指感染、物理、化学、过敏等因素引起的气管-支气管黏膜的急性炎症。可由急性上呼吸道感染蔓延而来。寒冷季节、气候多变或气候突变时多发。

一、病因及发病机制

(一)急性上呼吸道感染

70%～80%的急性上呼吸道感染由病毒引起，其中主要包括流感病毒、副流感病毒、呼吸道合胞病毒、腺病毒和鼻病毒等。由于感染病毒类型较多，又无交叉免疫，人体产生的免疫力较弱且短暂，同时在健康人群中有病毒携带者，故一个人可有多次发病。细菌感染占 20%～30%，可直接或继病毒感染之后发生，以溶血性链球菌最为多见，其次为流感嗜血杆菌、肺炎球菌和金黄色葡萄球菌等，偶见革兰氏阴性杆菌。当全身或呼吸道局部防御功能降低时，尤其是年老体弱或有慢性呼吸道疾病者更易患病，原先存在于上呼吸道或外界侵入的病毒、细菌迅速繁殖，引起本病。通过含有病毒的飞沫或被污染的用具传播，也可引起发病。

(二)急性气管-支气管炎

1.感染

由病毒、细菌直接感染，或急性上呼吸道病毒(如腺病毒、流感病毒)、细菌

（如流感嗜血杆菌、肺炎链球菌）感染迁延而来，也可在病毒感染后继发细菌感染。亦可为衣原体和支原体感染。

2.物理、化学性因素

过冷空气、粉尘、刺激性气体或烟雾的吸入使气管-支气管黏膜受到急性刺激和损伤，引起本病。

3.变态反应

花粉、有机粉尘、真菌孢子等的吸入及对细菌蛋白质过敏等，均可引起气管-支气管的变态反应。寄生虫（如钩虫、蛔虫的幼虫）移行至肺，也可致病。

二、病史和临床表现

（一）病史

有无受凉、淋雨、过度疲劳等使机体抵抗力降低的情况，应注意询问本次起病情况，既往健康情况，有无呼吸道慢性疾病史等。

（二）临床表现

1.急性上呼吸道感染

主要症状和体征个体差异大，根据病因不同可有不同类型，各型症状、体征之间无明显界定，也可互相转化。

（1）普通感冒：又称急性鼻炎或上呼吸道卡他，以鼻咽部卡他症状为主要表现，俗称“伤风”。成人多由鼻病毒所致，起病较急，初期有咽干、咽痒或咽痛症状，同时或数小时后打喷嚏、鼻塞、流清水样鼻涕，2～3 天后分泌物变稠，伴咽鼓管炎时可引起听力减退，伴流泪、味觉迟钝、声嘶、少量咳嗽、低热不适、轻度畏寒和头痛。检查可见鼻腔黏膜充血、水肿、有分泌物，咽部轻度充血。如无并发症，一般经 5～7 天痊愈。

流行性感冒则由流感病毒引起，起病急，鼻咽部症状较轻，但全身症状较重，伴高热、全身酸痛和眼结膜炎等症状。而且常有较大范围的流行。

流行性感冒应及早应用抗流感病毒药物：起病 1～2 天内应用抗流感病毒药物治疗，才能取得最佳疗效。目前常用的抗流感病毒药物包括离子通道 M_2 阻滞剂和神经氨酸酶抑制剂。①离子通道 M_2 阻滞剂：包括金刚烷胺和金刚乙胺，主要对甲型流感病毒有效。金刚烷胺是治疗甲型流感的首选药物，有效率达 70％～90％。金刚烷胺的中枢神经系统不良反应有神经质、焦虑、注意力不集中和轻微头痛等，一般在用药后几小时出现。金刚乙胺的毒副作用较小，胃肠道反应主要为恶心和呕吐，停药后可迅速消失。肾功能不全的患者需要调整金刚烷胺的剂量，对于老年人或肾功能不全者需要密切监测不良反应。②神经氨酸酶抑制剂：代表药物有奥司他韦（达菲），其作用机制是通过干扰病毒神经氨酸酶保守的唾液酸结合位点，从而抑制病毒的复制。成人每次口服 75 mg，每天 2 次，连服5 天，但须在症状出现 2 天内开始用药。奥司他韦的不良反应少，一般为恶心、呕吐等消化道症状，也有腹痛、头痛、头晕、失眠、咳嗽和乏力等不良反应的报道。

(2)病毒性咽炎和喉炎：临床特征为咽部发痒、不适、有灼热感、声嘶、讲话困难和咳嗽，咳嗽时咽喉疼痛，无痰或痰呈黏液性，有发热和乏力等症状。伴有咽下疼痛时，常提示有链球菌感染；体检发现咽部明显充血和水肿、局部淋巴结肿大且触痛，提示流感病毒和腺病毒感染。腺病毒咽炎可伴有眼结膜炎。

(3)疱疹性咽峡炎：主要由柯萨奇病毒 A 引起，夏季好发。有明显咽痛，常伴有发热，病程约 1 周。体检可见咽部充血，软腭、腭垂、咽和扁桃体表面有灰白色疱疹及浅表溃疡，周围有红晕。多见于儿童，偶见于成人。

(4)咽结膜热：常由柯萨奇病毒、腺病毒等引起。夏季好发，以游泳传播为主，儿童多见。表现为发热、咽痛、畏光、流泪、咽及结膜明显充血，病程为4～6 天。

(5)细菌性咽-扁桃体炎：多由溶血性链球菌感染所致，其次由流感嗜血杆菌、肺炎链球菌、金黄色葡萄球菌等引起。起病急，咽痛明显，伴畏寒、发热，体温＞39 ℃。检查可见咽部明显充血，扁桃体充血肿大，其表面有黄色点状渗出物，颌下淋巴结肿大伴压痛，肺部无异常体征。

本病如不及时治疗可并发急性鼻窦炎、中耳炎、急性气管-支气管炎。部分患者可继发病毒性心肌炎、肾炎和风湿热等。

2.急性气管-支气管炎

起病较急，常先有急性上呼吸道感染的症状，继之出现干咳或少量黏液性痰，随后可转为黏液脓性痰或脓性痰，痰量增多，咳嗽加剧，偶可痰中带血。全身症状一般较轻，可有发热，38 ℃左右，多于 3～5 天后消退。咳嗽、咳痰为最常见的症状，常为阵发性咳嗽，咳嗽、咳痰可延续 2～3 周才消失，如迁延不愈，则可演变为慢性支气管炎。呼吸音常正常或增粗，两肺可听到散在干啰音、湿啰音。

三、实验室及其他检查

（一）血常规检查

病毒感染者白细胞计数正常或偏低，淋巴细胞比例升高；细菌感染者白细胞计数和中性粒细胞计数增高，可有核左移现象。

（二）病原学检查

可做病毒分离和病毒抗原的血清学检查，确定病毒类型，以区别病毒和细菌感染。做细菌培养及药物敏感试验，可判断细菌类型，并可指导临床用药。

（三）X线检查

胸部X线检查多无异常改变。

四、护理措施

（一）一般护理

注意隔离患者，减少探视，避免发生交叉感染。患者咳嗽或打喷嚏时应避免对着他人。患者使用的餐具、痰盂等用具应按规定消毒，或用一次性器具，回收后焚烧弃去。多饮水，补充足够的热量，给予清淡、易消化、高热量、含有丰富维生素的食物。避免食用刺激性食物，戒烟、酒。患者以休息为主，特别是在发热期间。部分患者往往因剧烈咳嗽而影响正常的睡眠，可给患者提供容易入睡的休息环境，保持病室适宜温度、相对湿度和空气流通。保证周围环境安静，关闭门窗。指导患者运用促进睡眠的方式，如睡前泡脚、听音乐等。必要时可遵医嘱给予镇咳、祛痰或镇静药物。

（二）病情观察

关注疾病流行情况，鼻咽部的症状、体征及血常规和X线胸片改变。注意并发症，如耳痛、耳鸣、听力减退、外耳道流脓等提示中耳炎；如头痛剧烈、发热、伴脓涕、鼻窦有压痛等提示鼻窦炎；如在恢复期出现胸闷、心悸、眼睑水肿、腰酸和关节痛等提示心肌炎、肾炎或风湿性关节炎，应及时就诊。

（三）对症护理

1.高热护理

体温＞37.5 ℃时，应每4小时测体温1次，观察体温过高的早期症状和体征，体温突然升高或骤降时，应随时测量和记录，并及时报告医师。体温＞39 ℃时，要采取物理降温。降温效果不好可遵照医嘱选用适当的解热剂进行降温。患者出汗后应及时处理，保持皮肤的清洁和干燥，并注意保暖。鼓励患者多饮水。

2.保持呼吸道通畅

清除气管、支气管内分泌物，减少痰液在气管、支气管内的聚积。指导患者采取舒适的体位进行有效咳嗽。观察咳痰情况，如痰液较多且黏稠，可嘱患者多饮水，或遵照医嘱给予雾化吸入治疗，以湿润气道、利于痰液排出。

(四)用药护理

1.对症治疗

选用抗感冒复合剂或中成药减轻发热、头痛症状，减少鼻、咽充血和分泌物，如对乙酰氨基酚(扑热息痛)、银翘解毒片等。干咳者可选用右美沙芬、喷托维林(咳必清)等；咳嗽有痰者可选用复方氯化铵合剂、溴己新(必嗽平)或雾化祛痰剂。咽痛者可含服喉片或草珊瑚片等。气喘者可用平喘药，如特布他林、氨茶碱等。

2.抗病毒药物

早期应用抗病毒药物有一定疗效，可选用利巴韦林、奥司他韦、金刚烷胺、吗啉胍和抗病毒中成药等。

3.抗菌药物

如有细菌感染，最好根据药物敏感试验选择有效抗菌药物治疗，常可选用大环内酯类、青霉素类、氟喹诺酮类及头孢菌素类药物。

根据医嘱选用药物，告知患者药物的作用、可能发生的不良反应和服药的注意事项，如按时服药；应用抗生素者，注意观察有无迟发性变态反应发生；对于应用解热镇痛药者注意避免大量出汗引起虚脱等。发现异常及时就诊。

(五)心理护理

急性呼吸道感染预后良好，多数患者于1周内康复，仅少数患者可因咳嗽迁延不愈而发展为慢性支气管炎，患者一般无明显心理负担。但如果咳嗽较剧烈，加之伴有发热，可能会影响患者的休息、睡眠，进而影响工作和学习，个别患者产生急于缓解咳嗽等症状的焦虑情绪。护理人员应与患者进行耐心、细致的沟通，通过对病情的客观评价，解除患者的心理顾虑，树立治疗疾病的信心。

第二节 肺 炎

肺炎是肺实质的炎症，可由多种病原体引起，如细菌、病毒、真菌、寄生虫等。肺炎是一种感染性疾病，可发生于任何季节，但冬季及早春常见，任何年龄的人均有可能被感染，由于婴儿的免疫系统尚未成熟，而老年人的免疫系统逐渐退化，故这两个年龄段的人群较易感染肺炎。病毒性肺炎和细菌性肺炎是呼吸系统感染性疾病死亡的主要原因。

一、分类

(1)肺炎按病因学分类可分为细菌性肺炎、病毒性肺炎、支原体性肺炎、立克次体性肺炎、霉菌性肺炎、化学性肺炎、放射性肺炎和过敏性肺炎。

(2)按病变的解剖分布可分为大叶性肺炎、支气管性肺炎和间质性肺炎。

(3)按病情程度可分为轻型肺炎、普通型肺炎、中毒型肺炎和休克型肺炎。

二、病史和临床表现

肺炎的表现多种多样,取决于感染的程度、病程和致病菌的类型。

(一)病史

(1)近期有呼吸道感染。

(2)因与外界接触而生病(受凉、淋雨等),有过度疲乏、醉酒、精神刺激和病毒感染史。

(二)临床表现

(1)肺炎的征象及症状因人而异,取决于致病菌的种类。如细菌性肺炎一般发病突然,常伴有寒战、高热,体温可≥40.5 ℃。高热者可出现胸部疼痛、头痛及全身无力。

(2)呼吸系统可出现胸痛、咳嗽、痰少,痰液可带血丝或呈铁锈色(金黄色葡萄球菌肺炎患者有脓痰);呼吸增快且呼吸困难、发绀;肺部听诊感染部位呼吸音减弱,可闻及湿啰音及支气管呼吸音。

(3)偶有恶心、呕吐和腹泻。

(4)高热者面颊绯红、皮肤干燥。

三、辅助检查

(一)胸部 X 线检查

细菌性肺炎病灶侵犯肺的一叶或多叶,病毒性肺炎侵犯整个肺出现斑点状阴影。

(二)痰液检查

痰液检查可找到致病菌。

(三)血常规检查

白细胞计数增高。

(四)血气分析

可提示低氧血症。

四、诊断

(一)体温过高

与肺部感染有关。

(二)清理呼吸道无效

与痰液增多、黏稠及无力咳出有关。

(三)气体交换受损

与肺部感染、气道内黏液堆积致肺通气和肺换气障碍有关。

(四)焦虑

与患者对疾病的发展过程及病情变化不了解有关。

(五)活动无耐力

与低氧血症及高热降温后营养摄入不足有关。

五、护理措施

(一)体温过高的护理

(1)高热患者降温时会大量出汗，应及时更换衣服、床单，保持整洁、干燥、舒适。

(2)当出现口腔干燥、黏膜损伤、感染、口唇疱疹时，应做好口腔护理，清洁口腔，促进食欲。

(3)高热引起大量出汗时，除静脉补给液体外，应鼓励患者饮水，每天摄入量应为3000～4000 mL，有心、肝、肾功能障碍时，每天饮水量应适当控制。鼓励患者进食高热量、高蛋白、高维生素和易消化的食物。

(二)促进痰液引流

(1)指导并鼓励患者有效地咳嗽、排痰，指导患者正确留取痰标本，以确定病原菌，指导治疗用药。

(2)运用控制咳嗽法及正确的体位引流姿势促进痰液排出，对年老体弱者应用叩击法辅助排痰。

(三)心理护理

应与患者交流沟通，鼓励其详细说出不安的想法和感觉，使其能采取有效的方法缓解焦虑,从而尽快熟悉环境,进入角色,安心养病。确保患者身心两方面均得到休息。

第三节 支气管哮喘

支气管哮喘是由肥大细胞、嗜酸性粒细胞和T细胞等多种炎症细胞参与的慢性气道炎症。这种炎症使易感者对各种激发因子具有气道高反应性,并引起气道缩窄。临床上表现为反复发作的喘息、呼气性呼吸困难、胸闷或咳嗽等症状,常在夜间和(或)清晨发作、加剧,常出现广泛多变的可逆性气流受限,多数患者可自行缓解或经治疗后缓解。治疗不当时可产生不可逆性气道缩窄。

一、病因

(一)外源性哮喘

多在儿童期发病,有家族史。通常发作时有季节性和明显的过敏症状。外源性变应原有粉尘、花粉、食物(如鱼、虾)、清洁剂、杀虫剂、药物(如阿司匹林)等,可引起多种明显的过敏症状。

(二)内源性哮喘

由呼吸道感染、冷空气刺激、精神因素等因素导致,任何年龄均可发生,常见于30岁以上的成年人。

(三)患病史

有哮喘、慢性支气管炎等病史。

二、临床表现

突发性,多在夜间猝然发作,呈呼气性呼吸困难,伴有哮鸣音或发作性胸闷和咳嗽,严重者被迫采取坐位或呈端坐呼吸,干咳或咳大量白色泡沫样痰,甚至出现发绀等症状。哮喘症状可在数分钟内发作,经数小时至数天,用支气管舒张药进行治疗或自行缓解。

发作时胸部呈过度充气状态,有广泛哮鸣音,呼气音延长。患者可有口唇发绀、窦性心动过速及节律改变,严重者出现奇脉。

三、辅助检查

(一)痰液检查

1.痰培养

找出内源性哮喘者呼吸道感染的菌种,并做药物敏感试验,有助于病原菌的诊断及指导治疗。

2.嗜酸性粒细胞计数

外源性哮喘者嗜酸性粒细胞计数增加。

3.血常规检查

如有感染,白细胞计数可升高。

(二)动脉血气分析

(1)哮喘发作时,如有缺氧,可有 PaO_2 降低,由于过度通气可使 $PaCO_2$ 下降,pH 上升,出现呼吸性碱中毒。

(2)重症哮喘,气道阻塞严重,可使二氧化碳潴留,$PaCO_2$ 上升,表现为呼吸性酸中毒。

(3)如缺氧明显,可合并代谢性酸中毒。

(三)胸部 X 线检查

早期发作时可见两肺透亮度增加,呈过度充气状态,如并发呼吸道感染,则肺纹理增加,且有炎性浸润。应同时注意是否有肺不张、气胸或纵隔气肿等并发症。

(四)呼吸功能检查

哮喘患者由于支气管痉挛而使呼吸道阻力增加,气流通过呼吸道的流速减小,故肺功能试验结果显示其第 1 秒用力呼气量、用力呼气流量及肺活量会减少;而呼气时,由于支气管腔变窄过早,使空气进入肺泡中而产生空气捕捉。因此,在肺功能试验结果中显示肺余量与功能性肺余量增加。

四、诊断

(一)低效性呼吸型态

与支气管痉挛、平滑肌水肿有关。

(二)清理呼吸道无效

与支气管痉挛、黏液分泌物过多、不能有效咳出、咳嗽无力有关。

(三)焦虑

与健康状况、环境的改变、急性哮喘发作时症状未缓解甚至持续数小时或数天有关。

(四)体液不足

与大量出汗及用力张口呼吸使水分丢失有关。

五、护理措施

(一)保持呼吸道通畅

(1)卧床休息,协助患者抬高床头使患者半坐或半卧位,有利于呼吸。

(2)对病情不允许活动的卧床患者,鼓励他们在床上作慢而深的呼吸,呼将肺内气体吐尽,吸使新鲜空气进入肺内,这样才是有效呼吸,可使全身获得丰富的氧气。

(3)指导患者咳嗽的技巧,鼓励患者有效地咳嗽排痰。

(4)哮喘患者夜间发作较多,应加强夜间巡视。

(5)支气管扩张剂的应用在治疗哮喘急性发作时,常用氨茶碱控制哮喘的发作。用药过程中注意药物注射速度不可过快、过量(速度不可超过 25 mg/min),以免引起恶心、心律失常和心动过速等症状。

(6)氧疗哮喘或重症哮喘发作患者大多数有缺氧现象,给氧浓度为 24%～28%,流量为 2～5 L/min,使 PaO_2 提高到 70～90 mmHg。在氧疗法中,需根据动脉血气分析结果评价其疗效,同时可用漏斗状纸袋回收呼出的 CO_2,可使呼吸速率减慢。

(二)做好皮肤、口腔护理

(1)保持床单干燥,及时更换汗液浸湿的衣、被。

(2)给予舒适的卧位,保持皮肤的干燥与清洁。

(3)保持口腔清洁,咳痰后协助作口腔护理或用漱口液漱口。

(三)保持良好的环境,促进患者休息

(1)环境应适当保暖,避免寒冷、过分潮湿或干燥以及空气污染。

(2)限制会客的人数和时间,以避免增加患者的体力负担及精神刺激。

(四)观察和维持水、电解质平衡

1.记录 24 小时出入水量

成人每天摄入量为 3000 mL,治疗脱水时,应维持患者尿量为 50 mL/h。

2.密切观察患者是否有脱水症状

如皮肤干燥，缺乏弹性；黏膜干涸，有舌苔；眼眶凹陷，无精打采；体重急速减轻；血压下降，脉搏增快；少尿或无尿；末梢静脉充盈时间延长（手抬高放下后静脉血在3～5秒内回流）。

3.密切观察是否有低血钾的症状

（1）进行性虚弱，血钾过低会减少神经肌肉的传导功能，使骨骼肌无力，终致弛缓性麻痹。

（2）平滑肌瘫痪时，可发生腹胀、肠梗阻、肠绞痛等。

（3）反射减弱，表情淡漠。

（4）食欲缺乏，出现恶心、呕吐。

（5）呼吸困难且急促，呼吸量减少。

（五）心理护理

（1）哮喘发作时，应陪伴患者使其平静，以减轻精神紧张。患者要精神愉快，避免精神紧张和生气，因情绪激动是诱发哮喘的重要因素。

（2）要关心患者，及时了解患者的心理活动，发现情绪激动、紧张时做好劝导工作，以解除因条件反射或心理失衡等因素引起的疾病。

（3）当患者呼吸困难、气喘严重、有窒息感时，患者会极度紧张、烦躁不安、疲倦不能休息，此时除不能用抑制呼吸的镇静剂外，必要时可遵医嘱给予少量镇静剂。要安慰患者，耐心地满足患者的合理要求，减轻其紧张情绪。

（六）出院指导

（1）患者在恢复期要加强必要的体育锻炼，增强御寒能力，在冬季或气候多变期注意保暖，避免受凉和感冒。

（2）避免情绪激动和过度疲劳，保持心理平衡，可以减少发作次数。

（3）外源性哮喘患者应避免接触变应原，如改变居住环境、地毯、家具、皮毛等，避免接触污染空气（如在房内吸烟、花粉、冷空气刺激等），注意食物（如鱼、虾等）和某些药物等致病原因，帮助寻找变应原，在医师指导下坚持进行脱敏治疗。

（4）内源性哮喘患者应戒烟，预防呼吸道感染。有发作先兆时，如眼部发痒、咳嗽、流涕等黏膜症状时，及时报告医师。

（5）指导患者使用腹式呼吸和噘嘴呼吸运动。呼吸困难会使患者消耗体能，同时增加耗氧量。减慢呼气速度、改善呼吸深度，能有效地防止呼吸道发生凹陷（肺泡萎陷）。

(6)指导患者保持有利的换气姿势(图 2-1):①松弛坐着,这种姿势可用于公共场所,以避免过分吸引注意力;②向前倾坐,必须执行的护理措施是检查患者的胸廓和腰椎是否维持呈一直线;③向前倾站,可用于没有提供坐椅的场所;④松弛站着,可用于任何地方,注意使身体的重心放在双髋和双脚上,使横膈膜和胸廓松弛。

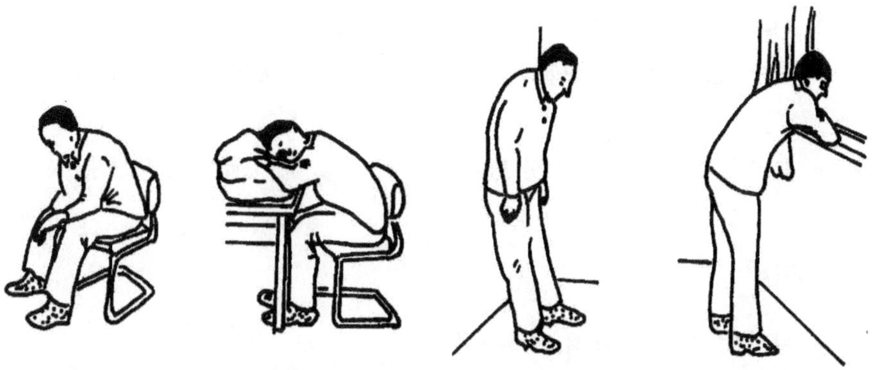

A. 松弛坐着　　B. 向前倾坐　　C. 向前倾站　　D. 松弛站着

图 2-1　有利换气的姿势

(7)用药指导:缓解症状的药物有支气管扩张剂(氨茶碱)、肾上腺素、抗组胺药、肾上腺皮质激素等;给药方法有喷雾吸入、静脉注射或皮下注射等。护士应按医嘱以正确的方法给予正确的药物和剂量,并观察治疗的效果和不良反应。

(8)防止气喘发作:可携带含有支气管扩张剂的小型喷雾器,并教给患者正确的使用方法。关键的步骤是吸药前先缓慢呼气,然后立即将喷口放入口内,双唇含住喷口,经口缓慢吸气,在深吸气过程中按压驱动装置,屏气 5～10 秒,使较小的雾粒在更远的外周气道沉降,然后再缓慢呼气。若再次吸入,需要等待3～5 分钟,间隔一定的时间是为了让第 1 喷吸入的药物扩张狭窄的气道后,使第 2 喷的药物更容易到达远端受累的支气管。

(9)使患者对哮喘有一定程度的了解,强调环境控制对治疗支气管哮喘的重要性。

(10)指导患者了解哮喘发作的先兆,如出现胸部发紧、呼吸不畅、喉部发痒、打喷嚏、咳嗽等症状,应及时采取预防措施,并及时就医。

第四节　支气管扩张

支气管扩张指支气管腔的持久性扩张、变形，多数发生于肺段以下的3～6级小支气管。少数为先天性，多数为后天性，后天性支气管扩张是慢性化脓性疾病，多见于儿童和青年。典型症状为慢性咳嗽、咳大量脓性痰、间断咯血和反复呼吸道感染。

根据支气管扩张的形态可分为圆柱形支气管扩张、囊状支气管扩张、纺锤状支气管扩张。

一、病因

(一)有支气管-肺组织感染和阻塞史

如婴幼儿麻疹、支气管肺炎、支气管异物和支气管肿瘤等。

(二)支气管先天性发育缺损和遗传因素

如支气管先天性发育障碍、先天性结缔组织异常管壁薄弱所致的扩张、先天性支气管肺囊肿等。

(三)职业性质、工作环境的影响

如空气污染、尘埃、工业废气的排放和生活习惯(如吸烟)。

二、临床表现

(一)症状和体征

(1)长期咳嗽和咳大量脓性痰：咳嗽一般为阵发性，清晨及临睡时咳嗽、咳痰较多，一般可达数百毫升。呈黏性脓痰，如有厌氧菌混合感染，则有臭味。

(2)咯血：约90%的患者有大量或小量咯血。

(3)肺部感染：常继发于上呼吸道感染，炎症向下蔓延，扩展到病变支气管周围的肺组织可出现高热、食欲缺乏、盗汗、消瘦、乏力、贫血等症状。痰液引流通畅，症状可改善。

(4)慢性重症支气管扩张、肺功能严重损害时体力明显减退，治疗时有气促、发绀的症状，伴有杵状指(趾)。

(5)病变部位可闻及局限、固定的湿啰音。

（二）心理、社会因素

因长期反复咳嗽、咳脓性痰及少量或小量咯血、病情反复，患者会产生焦虑等情绪。因咳脓臭痰，亲友、同室患者有厌恶感，可使患者产生自卑心理，要评估患者及亲属对疾病的应对方式并协助其找出解决的办法。

三、辅助检查

（一）血常规检查

继发感染时，白细胞及中性粒细胞计数可增多。

（二）X 线检查

常显示肺纹理明显增粗变乱，在增多的肺纹理中可有管状透明影，为管壁增厚的支气管影。

（三）支气管碘油造影

可确定病变的部位、范围及扩张状态。

（四）CT 检查

显示管壁增厚的柱状扩张或成串、成簇的囊样改变。

（五）痰涂片、细胞学检查和细菌培养

痰涂片、细胞学检查和细菌培养对诊断和治疗有帮助。

（六）纤维支气管镜检查

可直接看到支气管内部病变的部位及痰液和血痰来自何处，并可在纤维支气管镜下直接抽吸、灌洗并局部应用抗生素。

四、诊断

（一）清理呼吸道无效

与大量脓性痰、痰液黏稠和支气管引流不畅有关。

（二）气体交换受损

与大量脓性痰液阻塞呼吸道、痰液积存在支气管内而导致支气管阻塞及肺部换气及灌流分布改变有关。

（三）恐惧、焦虑

与长期反复感染、病程长、反复咯血或突然大咯血、窒息有关。

(四)有窒息的风险

与反复中等量或大量咯血而导致呼吸道梗阻有关。

五、护理措施

(一)保持呼吸道通畅

1.吸痰

支气管扩张患者因咳嗽、痰多,可给予雾化吸入,每天 2 次,以稀释痰液,利于排出,必要时进行吸痰。

2.摆正体位,进行引流

指导患者采用不同的体位进行支气管引流,患侧向上,使痰液引流至气管,间歇作深呼吸后用力咳痰,同时辅助轻拍患者背部,借助重力作用使痰液脱离小支气管而引流至大支气管,可提高引流效果。每天 2～4 次,每次 15～30 分钟。患者体位引流宜空腹进行。如引流过程中出现咯血、头晕、发绀、疲劳等症状,应立即停止后平卧。观察引流出痰液的颜色、量、性质,留取标本送检及做药敏试验。

3.给患者有利于呼吸的体位

如半卧位或高枕卧位有利于患者呼吸。

4.吸氧

遵医嘱给予氧气吸入,以补充呼吸困难所致的血氧不足。

5.咳少量血

患者应卧床休息,头偏向一侧,平卧位或侧卧位,避免窒息。

6.大咯血

(1)头应偏向一侧,尽量把血咯出,必要时可进行电动吸引。

(2)迅速建立静脉通道,遵医嘱静脉滴注垂体后叶素或止血药物。

(3)密切观察 BP、P、R 和 T 等生命体征。

(4)如大咯血骤然停止,患者面色青紫、神志呆滞、喉头有痰鸣,应考虑有窒息的可能。立即置患者于头低足高位,拍背,用粗吸痰管将血块吸出,必要时行气管插管或气管切开术,以解除呼吸道梗阻。

(5)加强巡视以早期发现咯血的先兆症状,如喉痒、喉部作响、肺部有水泡、胸部发热等。

(二)提供安静舒适的环境,以促进康复

(1)保持室内空气流通,调节室内的温度与相对湿度。可采用防臭、除臭剂

除去痰臭或使用一次性带盖痰杯，及时倾倒痰液。

(2)祛除刺激及诱发咳嗽的因素。

(3)根据患者的耐受程度进行活动。

(4)应及时更换咯血污染的衣物，保持清洁无臭味。

(5)指导患者不吸烟或避免处在尘烟多的环境中，鼓励患者处在温暖、干燥的环境中。

(三)心理护理与自我调适指导

(1)介绍有关疾病和自我护理方面的知识，消除患者的思想顾虑。

(2)患者因精神因素的刺激、发怒、兴奋、恐惧、活动过度及气候变化等，均可诱发咯血，护理人员要陪伴和安定患者的情绪，使之保持镇定，配合治疗。

(3)做好各项检查、治疗前的宣教工作，如注意事项和目的。解除紧张、恐惧心理，取得患者的配合，以利于检查、治疗的顺利进行。

(4)鼓励同种疾病患者之间进行治病经验交流，保持性格开朗，心情愉快。

(5)患者大咯血时，工作人员应保持镇静，安慰患者，使之消除对咯血的顾虑，增强治疗的信心。

(四)补充营养，增强体力

频繁的咳嗽和大量脓痰的产生需消耗营养，咳嗽可导致恶心、呕吐，痰臭可使患者食欲缺乏。因此，摄取足够的营养对增加抵抗力、补充机体的消耗很重要。

(1)给予高热量、高蛋白、高维生素和易消化的饮食。

(2)鼓励患者多喝开水，以保持水及电解质平衡。

(3)饮食应采用少量多餐，避免冰冷的食物，以免刺激咳嗽。

(4)忌饮浓茶、咖啡等刺激性饮料。

(5)大量咯血时禁食，咯血停止后或少量咯血时可给予流食或半流质饮食。

(6 保持大便通畅，多吃水果和蔬菜，必要时给缓泻剂。

(五)保持口腔清洁，增进食欲

(1)体位引流后，消除痰液咳出时引起的口臭，每次引流完毕需清洁口腔，用漱口水彻底漱口。

(2)经常保持口腔清洁，吃饭前后应清洁口腔。

(六)治疗知识指导

(1)清除病因，积极进行抗感染治疗。

(2)根据病情、痰培养及药敏试验结果选用抗生素。

(3)加强体位引流,保持呼吸道通畅。

(4)做好咯血时的处理。

(5)预防复发。

第五节　慢性阻塞性肺疾病

慢性阻塞性肺疾病(chronic obstructive pulmonary disease,COPD)是一组以肺实质与小气道受到病理损害后,导致慢性气道阻塞、气流受限不完全可逆、呈进行性发展、肺功能不全为共同特征的肺疾病。COPD包括肺气肿、慢性支气管炎等呼吸系统慢性疾病。患者有持续性呼吸道阻塞,以及逐渐恶化的趋势。据报道,近年来慢性阻塞性肺疾病的发病率每5年增加1倍,1992年占死亡原因的第10位,患病率男性与女性之比为(8～10)∶1。COPD不但严重损害患者的健康甚至生命,还带来严重的社会经济问题。因此,在医疗与护理上不可忽略。

一、病因

(1)与吸烟的时间、吸烟的量成正比。

(2)有长期反复的感染史。

(3)大气污染。

(4)过敏因素。

二、临床表现

(一)症状

1.咳嗽、咳痰

咳嗽频繁,咳痰多,甚至常年不断,伴感染时可为黏液性脓痰,咳嗽剧烈时可痰中带血。

2.喘息或呼吸困难

病情迁延时,在咳嗽、咳痰的基础上呼吸困难可逐渐加重。开始仅在爬楼梯或登山时有气促,随着病变的发展,在平地活动时甚至在静息时也感觉气促。当慢性支气管炎呈急性发作时,支气管分泌物增多,加重通气功能障碍,使胸闷、气促加重，严重者可出现呼吸衰竭。

（二）体征

（1）由于肺的过度膨胀而形成桶状胸。触诊语颤减弱，叩诊呈过轻音，听诊双侧呼吸音减弱，呼气延长，有大量分泌物时则出现湿啰音。

（2）严重者可出现右心衰竭的体征。

（3）由于缺氧、呼吸困难，可出现皮肤发绀。

三、辅助检查

（一）胸部X线检查

胸廓扩张，肋间隙增宽，肋骨平行，活动减弱，膈肌下降且变平，两肺野的透亮度增加，有时可见局限性透亮度增高，表现为局限性肺气肿或肺大疱。肺血管纹理外带纤细、稀疏和变直，而内带的血管纹理可增粗和紊乱。心脏常呈垂直位，心影狭长，右心室肥大。

（二）痰液检查

肺气肿患者的痰液呈黏液状，灰白色且不易咳出；慢性支气管炎的痰液浓稠，痰涂片革兰氏染色呈阳性时可发现肺炎双球菌及流感嗜血杆菌。哮喘患者则可在痰液中发现嗜酸性粒细胞。

（三）动脉血气分析

因疾病的类型不同而有不同的改变。

1.低氧血症

在运动时更为明显。在稳定状态下，氧分压（PaO_2）为7.33～8.66 kPa（55～65 mmHg）；COPD患者呼吸运动减弱时，一般PaO_2＞8.66 kPa（65 mmHg）；病情加重时，一般PaO_2＜7.66 kPa（55 mmHg）。

2.二氧化碳分压升高

COPD病情稳定者，二氧化碳分压（$PaCO_2$）≤6.67 kPa（50 mmHg）；在病情加重过程中，$PaCO_2$常＞6.67 kPa（50 mmHg）。

3.酸碱平衡失调

在病情稳定时，可出现代偿性呼吸性酸中毒；病情加重时，可同时出现呼吸性酸中毒和代谢性酸中毒。

（四）肺功能试验

慢性支气管炎合并肺气肿时，有通气障碍，如第1秒用力呼气量占用力肺活量的比值低于60%，最大通气量低于预计的80%，残气量增加，占肺总量的百分比增大，超过40%说明肺过度通气，对诊断阻塞性肺气肿有很重要的意义。

四、诊断

（一）清理呼吸道无效

与痰液过多或黏稠、咳嗽无力、不能祛除呼吸道分泌物有关。

（二）气体交换受损

与肺组织弹性降低、肺膨胀不全、炎症使肺血管损害导致肺残气量增加、出现通气/血流比值失调等因素有关。

（三）有感染的风险

与机体抵抗力低、长期应用抗生素致使菌群失调导致二重感染等因素有关。

五、护理措施

（一）保持呼吸道通畅

1.指导患者进行有效地呼吸

呼气时要慢且放松，逐渐延长呼气时间，吸与呼之比为1∶3，即吸气为1，呼气为3，以利于二氧化碳的排出，减少二氧化碳潴留。

2.吸氧

遵医嘱给予持续低流量吸氧，氧流量以1～2 L/min为宜。采取持续低流量给氧，可缓解患者的呼吸困难，降低肺动脉高压，改善心功能，避免夜间突发低氧血症，防止红细胞增多症的发生。有利于改善患者的生活质量，树立生活的信心，提高生存质量。

3.及时清理呼吸道

清除痰液，避免堵塞呼吸道。

(1)雾化吸入：稀释痰液，解痉止喘，消除支气管黏膜炎症、水肿。

(2)电动吸痰：痰液多而黏稠、患者无力咳嗽时，可用多孔导管经鼻吸净痰液，并能刺激咳嗽，改善通气。

(3)重症二氧化碳潴留：痰多且黏稠，当患者有肺性脑病发生时，宜行气管切开或气管插管以解除呼吸道梗阻。

4.合理应用抗生素

应根据痰液培养及药敏试验结果，结合病情应用有效的抗生素，以利于及时控制感染。

(二)给予心理支持

(1)耐心向患者解释病情,消除其紧张和焦虑的情绪,并向患者讲解焦虑对疾病的影响,鼓励其树立战胜疾病的信心。

(2)指导患者根据病情适当参加社交活动,如参与看书、看报、聊天、听音乐等活动,以分散注意力,也可消除紧张情绪。

(3)工作人员在处理患者的急性发作状况时,应保持镇静,动作熟练,以减轻患者的焦虑情绪。

(三)保持身体各部位的清洁,防止并发症的发生

(1)患者吸氧时,每天进行口腔护理 2 次,保持口腔清洁,增进食欲。

(2)长期卧床时,应鼓励患者翻身、更换姿势,并做好皮肤护理,预防因长期卧床而产生的并发症,如压疮。

(3)及时更换衣服、床单,保持床单干燥、整洁、舒适。

(四)进行活动和康复指导,促进疾病康复

(1)极度疲乏和虚弱时,应保证充足的睡眠。

(2)与患者共同制订活动计划,根据患者的耐受力进行活动。如可先在床上活动四肢,病情允许时,下床在床边活动,可逐渐增加活动量,但不可过度劳累。出现胸闷、气促、发绀时,应立即停止活动并卧床休息、吸氧。

(3)指导患者尽量白天坐着休息,以保证晚上睡眠充足。

(4)卧床期间鼓励患者采取缓慢的重复性活动,以保持肌肉张力,如上下肢的循环运动、腓肠肌的收缩和放松。

(五)供给足够的营养,保证机体的需要

(1)给予高蛋白、高热量、高维生素、易消化的低盐饮食。

(2)避免摄取含钠高的方便食品、罐头食物及冷冻食物。

(3)进食前清理呼吸道,以增进食欲,如吸净痰液、做好口腔护理。进食时可同时吸氧,以保持氧的储存量。

(4)少量多餐,禁食产气食物,如红薯、土豆等。

(5)不能经口进食时(如行气管插管、气管切开时),应静脉输液补充营养,以保证机体的需要。

(6)在不限制液体摄入的情况下,鼓励患者多饮水,每天至少饮 10 杯水,以补充消耗的水分。

第六节　急性呼吸窘迫综合征

急性呼吸窘迫综合征(acute respiratory distress syndrome，ARDS)是指机体排除心源性因素以外的各种内外致病因素(如休克、误吸、创伤、严重感染、中毒等)所致的急性、进行性、缺氧性呼吸衰竭。

一、病因

多种病因均可导致 ARDS。根据肺损伤的机制，可将 ARDS 的病因分为直接肺损伤因素和间接肺损伤因素。

(一)直接肺损伤因素

(1)严重肺部感染：包括细菌、真菌、病毒及肺囊虫感染等。

(2)误吸：包括胃内容物、烟雾及毒气等误吸。

(3)肺挫伤。

(4)淹溺。

(5)肺栓塞：包括脂肪、羊水和血栓栓塞等。

(6)放射性肺损伤。

(7)氧中毒。

(二)间接肺损伤因素

(1)脓毒性及脓毒症休克。

(2)严重非肺部创伤。

(3)急性重症胰腺炎。

(4)体外循环。

(5)大量输血。

(6)大面积烧伤。

(7)弥散性血管内凝血。

二、临床表现

(一)症状

呼吸频率增快、呼吸窘迫是 ARDS 的主要临床表现。起病急，呼吸频率增快和呼吸困难进行性加重是其临床特点。通常在 ARDS 起病 1～2 天内，发生呼吸加快、呼吸频率＞20 次/分，并逐渐进行性加快，可达 30～50 次/分。随着呼吸频率增快，呼吸困难也逐渐明显，呈现呼吸窘迫症状。继而缺氧症状也越加明显，患者表现为烦躁不安、心率加快等症状。缺氧症状以鼻导管或面罩的常规氧疗方法无法缓解。此外，疾病后期多伴有肺部感染，表现为发热、畏寒、咳嗽和咳痰等症状。

(二)体征

起病初期呼吸频率快，可无明显的呼吸系统体征。随着病情的进展，出现唇及指甲发绀，有的患者两肺听诊可闻及干啰音、湿啰音和哮鸣音，后期可出现肺实质，如呼吸音减低或水泡音等。

三、辅助检查

(一)X 线胸片检查

早期胸片检查常为阴性，进而出现肺纹理增加和斑片状阴影，后期大片实变阴影，并可见支气管充气征。

(二)血流动力学监测

血流动力学表现为肺动脉压力正常或降低。

(三)呼吸动力学监测

呼吸动力学监测是反映肺机械特征改变的重要手段，可通过床边呼吸功能监测仪监测。主要改变包括顺应性降低和气道阻力增加等。

四、护理措施

(1)病情观察：及早发现病情变化，ARDS 通常在疾病或严重损伤的 24～48 小时后发生。首先要评估患者的呼吸状况，包括呼吸频率、深度、胸运动及呼吸音。

(2)密切监测心率、血压等生命体征，尤其是呼吸的频率、节奏、深度及血氧饱和度。观察患者意识、发绀情况等。

(3)氧疗及机械通气的护理：严密观察患者呼吸缺氧症状，若单纯面罩吸氧不能维持血氧饱和度，应予以呼吸机辅助通气。

(4)胸部叩拍与振动：叩拍的目的是振动潴留的分泌物，使其从支气管壁上松动脱落，使分泌物在呼气时移向中心气道，有利于其排出。

(5)预防感染：操作时严格遵循无菌操作的原则，预防或消除诱发因素，加强口腔及皮肤护理，以防护理不当而加重呼吸道感染，密切观察体温变化，注意呼吸道分泌物的情况。

(6)对于神志清楚的患者,指导其咳嗽、咳痰,遵医嘱给予雾化吸入治疗,鼓励其多饮水。

(7)提供安静、整洁、舒适的环境及卧位,合理安排探视、减少交叉感染。

(8)耐心向患者解释病情,对患者提出的问题要给予明确、有效、积极的回复,消除其紧张和焦虑情绪。

(9)治疗操作时动作轻柔,感觉舒适,让患者接受并主动积极配合。

第七节　呼吸衰竭

呼吸衰竭是指各种原因引起的肺通气和(或)换气功能严重障碍,以致在静息状态下不能维持足够的气体交换,导致低氧血症伴(或不伴)高碳酸血症,进而引起一系列病理生理改变和相应临床表现的综合征。因临床表现缺乏特异性,其明确诊断有赖于动脉血气分析:在海平面、静息状态、呼吸空气条件下,$PaO_2<60$ mmHg,伴或不伴 $PaCO_2>50$ mmHg,并排除心内解剖分流和原发性心排血量降低等因素,可诊断为呼吸衰竭。可按动脉血气分析、发病急缓及病理生理的改变3种方式进行分类,其中按照发病急缓可分为急性呼吸衰竭和慢性呼吸衰竭。

一、病因

完整的呼吸过程由相互衔接并同时进行的外呼吸、气体运输和内呼吸3个环节来完成。参与外呼吸(即肺通气和肺换气)的任何一个环节发生严重病变都可导致呼吸衰竭。

(一)气道阻塞性病变

气管-支气管的炎症、痉挛、肿瘤、异物、纤维化瘢痕,如COPD、重症哮喘等引起气道阻塞和肺通气不足,或伴有通气/血流比例失调,导致缺氧和二氧化碳潴留,发生呼吸衰竭。

(二)肺组织病变

各种累及肺泡和(或)肺间质的病变,如肺炎、肺气肿、严重肺结核、弥漫性肺纤维化、肺水肿、硅沉着病等，均致肺泡减少、有效弥散面积减少、肺顺应性减低、通气/血流比例失调，导致缺氧或合并二氧化碳潴留。

（三）肺血管疾病

肺栓塞、肺血管炎等可引起通气/血流比例失调，或部分静脉血未经过氧合直接流入肺静脉，导致呼吸衰竭。

（四）胸廓与胸膜病变

胸部外伤造成连枷胸、严重的自发性或外伤性气胸、脊柱畸形、大量胸腔积液或伴有胸膜肥厚与粘连、强直性脊柱炎、类风湿脊柱炎等，均可影响胸廓活动和肺扩张，造成通气减少及吸入气体分布不均，最终导致呼吸衰竭。

（五）神经肌肉疾病

脑血管疾病、颅脑外伤、脑炎及镇静催眠剂中毒，可直接或间接抑制呼吸中枢。脊髓颈段或高位胸段损伤（肿瘤或外伤）、脊髓灰质炎、多发性神经炎、重症肌无力、有机磷中毒、破伤风及严重的钾代谢紊乱，均可累及呼吸肌，造成呼吸肌无力、疲劳、麻痹，导致呼吸动力下降而引起肺通气不足。

二、发病机制

各种病因可通过引起肺泡通气不足、弥散障碍、肺泡通气/血流比例失调、肺内动-静脉解剖分流增加和氧耗量增加 5 个主要机制，使通气和（或）换气过程发生障碍，导致呼吸衰竭。临床上，单一机制引起的呼吸衰竭很少见，往往是多种机制并存或随着病情的发展先后参与发挥作用。

三、临床表现

（一）急性呼吸衰竭

急性呼吸衰竭的临床表现主要是低氧血症所致的呼吸困难和多器官功能障碍。

1.呼吸困难

呼吸困难是呼吸衰竭最早出现的症状。多数患者有明显的呼吸困难，可表现为频率、节律和幅度的改变。较早表现为呼吸频率增快，病情加重时出现呼吸困难，辅助呼吸肌活动加强，如三凹征。中枢性疾病或中枢神经抑制性药物所致的呼吸衰竭，表现为呼吸节律改变，如潮式呼吸（陈-施呼吸）、比奥呼吸等。

2.发绀

发绀是缺氧的典型表现。当动脉血氧饱和度低于 90％时，可在口唇、指甲出现发绀；另应注意，因发绀的程度与还原型血红蛋白含量相关，所以红细胞计数增多者发绀更明显，贫血者则不明显或不出现；严重休克等原因引起末梢循环障碍的患者，即使动脉血氧分压尚正常，也可出现发绀，称作外周性发绀。真正由于动脉血氧饱和度降低引起的发绀，称为中央性发绀。发绀还受皮肤色素及心功能的影响。

3.神经症状

急性缺氧可出现精神错乱、躁狂、昏迷、抽搐等症状。如合并急性二氧化碳潴留，可出现嗜睡、淡漠、扑翼样震颤，以至于呼吸骤停。

4.循环系统

多数患者有心动过速；严重低氧血症、酸中毒可引起心肌损害，亦可引起周围循环衰竭、血压下降、心律失常、心搏骤停。

5.消化系统

因胃肠道黏膜屏障功能损伤，导致胃肠道黏膜充血水肿、糜烂渗血或应激性溃疡，引起上消化道出血。

6.泌尿系统

严重呼吸衰竭对肝、肾功能都有影响，部分病例可出现丙氨酸氨基转移酶与血浆尿素氮升高；个别病例可出现蛋白尿、血尿和管型尿。

(二)慢性呼吸衰竭

慢性呼吸衰竭的临床表现与急性呼吸衰竭大致相似，但以下几个方面有所不同。

1.呼吸困难

慢性阻塞性肺疾病所致的呼吸衰竭，病情较轻时表现为呼吸费力伴呼气延长，严重时发展成浅快呼吸。若并发二氧化碳潴留，$PaCO_2$升高过快或显著升高以致发生二氧化碳麻醉时，患者可由呼吸过速转为浅慢呼吸或潮式呼吸。

2.神经症状

慢性呼吸衰竭伴二氧化碳潴留时，随 $PaCO_2$升高可表现为先兴奋后抑制现象。兴奋症状包括失眠、烦躁、躁动、夜间失眠而白天嗜睡(昼夜颠倒现象)。但此时切忌用镇静药或催眠药，以免加重二氧化碳潴留，发生肺性脑病。肺性脑病表现为神志淡漠、肌肉震颤或扑翼样震颤、间歇抽搐、昏睡，甚至昏迷等。亦可出现腱反射减弱或消失，锥体束征阳性等。此时应与合并脑部病变相鉴别。

3.循环系统

二氧化碳潴留使外周体表静脉充盈、皮肤充血、温暖多汗、血压升高、心排血量增多而致脉搏洪大；多数患者有心率加快；因脑血管扩张产生搏动性头痛。

四、辅助检查

(一)动脉血气分析

对于判断呼吸衰竭和酸碱失衡的严重程度及指导治疗具有重要意义。由于血气受年龄、海拔高度、氧疗等多种因素的影响，在具体分析时一定要结合临床情况。

(二)肺功能检测

尽管某些重症患者肺功能检测受到限制，但通过肺功能的检测能判断通气功能障碍的性质(阻塞性、限制性或混合性)及是否合并有换气功能障碍，并对通气和换气功能障碍的严重程度进行判断。呼吸肌功能测试能够提示呼吸肌无力的原因和判断其严重程度。

(三)影像学检查

影像学检查包括普通 X 线胸片检查、胸部 CT 检查和放射性核素肺通气/灌注扫描、肺血管造影检查等。

(四)纤维支气管镜检查

对于明确大气道情况和取得病理学证据具有重要意义。

五、治疗

呼吸衰竭总的治疗原则：加强呼吸支持，包括保持呼吸道通畅、纠正缺氧和改善通气，进行呼吸衰竭病因及诱因因素的治疗，加强一般支持治疗和对其他重要脏器功能的监测与支持。

(一)支气管扩张剂

缓解支气管痉挛，可选用 β_2 肾上腺素受体激动剂、抗胆碱药、糖皮质激素或茶碱类药物等。慢性呼吸衰竭患者常用雾化吸入法给药，急性呼吸衰竭患者常需静脉给药。

(二)呼吸兴奋剂

(1)主要适用于以中枢抑制为主、通气量不足引起的呼吸衰竭，对肺换气功能障碍导致的呼吸衰竭患者，不宜使用。常用的药物有尼可刹米和洛贝林，用量过大可引起不良反应。近年来，这两种药物在西方国家几乎已被淘汰，取而代之的是多沙普仑。该药对于镇静催眠药过量引起的呼吸抑制和 COPD 并发急性呼吸衰竭有显著的呼吸兴奋效果。

(2)呼吸兴奋剂的使用原则:必须保持气道通畅,否则会促发呼吸肌疲劳,进而加重二氧化碳潴留;脑缺氧、水肿未纠正而出现频繁抽搐者慎用;患者的呼吸肌功能基本正常;不可突然停药。

六、护理措施

(一)保持呼吸道通畅

(1)清除呼吸道分泌物及异物,如湿化气道、机械吸痰等方法。

(2)昏迷患者用抑头提颏法打开气道。

(3)按医嘱使用支气管扩张剂,缓解、解除支气管痉挛。

(4)建立人工气道:对于病情严重又不能配合、昏迷、呼吸道大量痰潴留伴有窒息危险或 $PaCO_2$ 进行性增高的患者,若常规治疗无效,应及时建立人工气道。一般采用简易人工气道,如口咽通气道、鼻咽通气道和喉罩(是气管内导管的临时替代法);严重者采用气管内导管:行气管插管和气管切开。

(二)氧疗护理

1.氧疗适应证

呼吸衰竭患者 $PaO_2<60$ mmHg,是氧疗的绝对适应证,氧疗的目的是使 $PaO_2>60$ mmHg。

2.氧疗的方法

临床常用、简便的方法是应用鼻导管或鼻塞法吸氧,还有面罩、气管内和呼吸机给氧法。缺氧伴二氧化碳潴留者,可用鼻导管或鼻塞法给氧;缺氧严重而无二氧化碳潴留者,可用面罩给氧。吸入氧浓度与氧流量的关系:吸入氧浓度(%)=21+氧流量(L/min)×4。

3.氧疗的原则

(1)Ⅰ型呼吸衰竭:多为急性呼吸衰竭,应给予较高浓度(35%<吸氧浓度<50%)或高浓度(>50%)氧气吸入。急性呼吸衰竭通常使 PaO_2 接近正常范围。

(2)Ⅱ型呼吸衰竭:给予低流量(1~2 L/min)、低浓度(<35%)持续吸氧。慢性呼吸衰竭通常要求氧疗后 PaO_2 维持在 60 mmHg 左右或 $SpO_2>90\%$。

4.氧疗疗效的观察

若呼吸困难缓解、发绀减轻、心率减慢、尿量增多、神志清醒及皮肤转暖,提示氧疗有效。若发绀消失、神志清楚、精神好转、$PaO_2>60$ mmHg、$PaCO_2<50$ mmHg,考虑终止氧疗,停止前必须间断吸氧几天,之后方可完全停止氧疗。若意识障碍加深或呼吸过度表浅、缓慢,提示二氧化碳潴留加重,应根据血气分

析和患者表现，遵医嘱及时调整吸氧流量和氧浓度。

（三）增加通气量、减少二氧化碳潴留

（1）在呼吸道通畅的前提下，遵医嘱使用呼吸兴奋剂，适当提高吸入氧流量及氧浓度，静脉滴注时速度不宜过快，若出现恶心、呕吐、烦躁、面色潮红及皮肤瘙痒等现象，提示呼吸兴奋剂过量，需减量或停药。若 4～12 小时未见效，或出现肌肉抽搐等严重不良反应，应立即报告医师。对烦躁不安、夜间失眠患者，禁用麻醉剂，慎用镇静剂，以防止引起呼吸抑制。

（2）机械通气的护理：对于经过氧疗、应用呼吸兴奋剂等方法仍不能有效改善缺氧和二氧化碳潴留者，需考虑行机械通气。

（四）抗感染

遵医嘱选择有效的抗生素控制呼吸道感染，对长期应用抗生素患者注意有无“二重感染”。

（五）病情监测

（1）观察呼吸困难的程度，呼吸频率、节律和深度。

（2）观察有无发绀、球结膜充血、水肿、皮肤温暖多汗及血压升高等缺氧和二氧化碳潴留表现。

（3）监测生命体征及意识状态。

（4）监测并记录出入液量。

（5）监测血气分析和血生化检查。

（6）监测电解质和酸碱平衡状态。

（7）观察呕吐物和粪便性状。

（8）观察有无神志恍惚、烦躁、抽搐等肺性脑病表现，一旦发现，应立即报告医师协助处理。

（六）饮食护理

给予高热量、高蛋白、富含多种维生素、易消化、少刺激性的流质或半流质饮食。对昏迷患者应给予鼻饲或肠外营养。

（七）心理护理

经常巡视、了解和关心患者，特别是对建立人工气道和使用机械通气的患者。采用各项医疗护理措施前，向患者作简要说明，给患者安全感，取得患者信任和合作。指导患者应用放松方式分散注意力。

第三章

循环系统疾病的护理

第一节　心力衰竭

心力衰竭简称心衰，其心脏泵血功能减弱，不能搏出同静脉回流及身体组织代谢所需相称的血液供应。往往由各种疾病引起心肌收缩能力减弱，从而使心排血量减少，不足以满足机体的需要，并由此产生一系列症状和体征。心力衰竭的发病率正逐年上升，主要是由于老年人口的增加。

一、分类

(1)按心力衰竭发展的速度可分为急性和慢性两种，以慢性居多。急性者以左心衰竭较常见，主要表现为急性肺水肿。

(2)根据心力衰竭发生的部位可分为左心衰竭、右心衰竭和全心衰竭。左心衰竭以肺循环淤血为主要表现；右心衰竭以体循环淤血为主要表现。

二、发病机制

心力衰竭时的病理生理改变十分复杂，当基础心脏病累及心功能时，机体首先发生多种代偿机制。这些机制可使心功能在一定的时间内维持在相对正常的水平，但这些代偿机制也均有负性的效应。各种不同机制的相互作用衍生出更多反应，当心肌不能维持充分的心排血量来满足外周循环的需求时，将导致心力衰竭的发生。

三、病因

(一)基本病因

1.前负荷过重

心室舒张回流的血量过多，如主动脉瓣或二尖瓣关闭不全、室间隔缺损、动脉导管未闭等均可使左心室舒张期负荷过重，导致左心衰竭；先天性房间隔缺损可使右心室舒张期负荷过重，导致右心衰竭；贫血、甲状腺功能亢进等高心排血量疾病，由于回心血量增多，加重左、右心室的舒张期负荷，而导致全心衰竭。

2.后负荷过重

高血压、主动脉瓣狭窄或左心室流出道梗阻等原因，使左心室收缩期负荷加重，可导致左心衰竭。肺动脉高压、右心室流出道梗阻等原因，使右心室收缩期负荷加重，可导致右心衰竭。

3.心肌收缩力的减弱

由冠状动脉粥样硬化所引起的心肌缺血或坏死，各种原因的心肌炎（病毒性、免疫性、中毒性、细菌性），原因不明的心肌病，严重的贫血性心脏病及甲状腺功能亢进性心脏病等，都会使心肌收缩力明显减弱，导致心力衰竭。

4.心室收缩不协调

冠心病心肌局部严重缺血导致心肌收缩无力或收缩不协调，如室壁瘤。

5.心室顺应性减低

心室肥厚、肥厚性心肌病会导致心室的顺应性明显减低，影响心室的舒张，从而影响心脏功能。

（二）常见诱因

1.感染

病毒性上呼吸道感染和肺部感染是诱发心力衰竭的常见原因，感染可直接损害心肌，发热使心率增快也加重心脏的负荷。

2.体力劳动或情绪激动

过重的体力劳动或情绪激动也常常会诱发心力衰竭。

3.心律失常

尤其是快速性心律失常，如阵发性心动过速、心房颤动等，均可使心脏负荷增加，心排血量减低，而导致心力衰竭。

4.妊娠分娩

妊娠期孕妇血容量增加，分娩时由于子宫收缩，回心血量明显增多，加上分娩时的用力，会加重心脏负荷。

5.输液（或输血过快或过量）

液体或钠的输入量过多，血容量突然增加，心脏负荷过重而诱发心力衰竭。

6.严重贫血或大出血

使心肌缺血缺氧，心率增快，心脏负荷加重。

四、临床表现

(一)左心衰竭

左心衰竭主要表现为肺循环淤血的症状。呼吸困难是左心衰竭的最早和最常见的症状,初起为劳力性呼吸困难;阵发性呼吸困难是左心衰竭的典型表现,多于熟睡之中发作;严重者有窒息感,被迫坐起,咳嗽频繁,出现严重的呼吸困难。

(二)右心衰竭

右心衰竭主要表现为体循环淤血的症状。上腹部胀满是右心衰竭较早的症状。表现为下肢呈凹陷性水肿,多于傍晚出现或加重,休息一夜后可减轻或消失,重症者可波及全身。患者也可有颈静脉怒张、食欲缺乏、恶心呕吐、尿少、夜尿、饮水与排尿分离现象等。

五、辅助检查

(一)实验室检查

血常规、尿常规、生化、肝肾功能及甲状腺功能检查。

(二)心电图检查

心电图示心房和(或)心室肥大、ST-T 改变、各种心律失常等异常表现。

(三)X 线检查

左心衰竭可见心影增大,心脏搏动减弱,肺门阴影增大,肺淤血征等。右心衰竭可见心影增大,上腔静脉增宽,右心房、右心室增大,可伴有双侧或单侧胸腔积液。可显示出心影的大小及外形,根据心脏扩大的程度和动态变化可间接反映心脏的功能,也可以诊断有无肺淤血。

(四)超声心动图检查

超声心动图检查比 X 线检查能提供更精准的各心腔大小的变化及心瓣膜结构及功能情况。还可以用于估计心脏的收缩和舒张功能。

六、治疗

心力衰竭治疗的原则为强心、利尿、扩血管。

(一)应用洋地黄类药物

洋地黄类药物可增强心肌收缩力,改善心力衰竭症状。治疗常用的药物有地高辛0.25 mg/d，口服；或应用毛花苷 C，每次 0.2～0.4 mg，稀释后静脉缓慢推注。

（二）应用利尿剂

利尿剂可增加心力衰竭患者的尿钠排出，减轻体内液体潴留，降低静脉压，减轻前负荷，减轻水肿。常用的药物有呋塞米（速尿）20～40 mg 静脉推注，或口服呋塞米 20 mg，每天 1～2 次，或口服氢氯噻嗪（双氢克尿噻）25 mg，隔天 1 次，或螺内酯口服20 mg，每天 3 次。

（三）应用血管扩张药

血管扩张药可用来增加静脉血管容量，提高射血分数，减缓心室功能减退的进程，减小心脏体积。常用的药物有硝普钠、硝基甘油或酚妥拉明，静脉推注。

（四）其他对症治疗

吸氧，适当应用抗生素控制感染。

七、护理措施

（一）适当休息

休息是减轻心脏负担的重要方法，可使机体耗氧明显减少，使肾供血增加，有利于水肿的减退。除午睡外，下午宜卧床休息数小时。急性期和重症心力衰竭时应卧床休息，待心功能好转后应下床做轻微的活动。如果出现脉搏＞110 次/分，或比休息时加快 20 次/分，有心慌、气急、心绞痛发作或异常搏动感时，应停止活动并休息。

（二）合理饮食

饮食在心功能不全的康复中非常重要，应给予低钠、低热量、清淡易消化、含足量维生素的饮食，还应少食多餐，因饱餐可诱发或加重心力衰竭。

（三）用药护理

应严格按医嘱用药，并注意观察常用药的毒副反应，发现问题及时处理，控制输液速度等。

（四）心理护理

多关心体贴患者，使患者保持良好的情绪，因为过分紧张往往更易诱发急性心力衰竭。

（五）皮肤护理

慢性心力衰竭患者常被迫采取右侧卧位，加之身体部位水肿，所以应加强右侧骨隆突处皮肤的护理，可为患者定时翻身，预防压疮。

第二节　原发性高血压

原发性高血压简称为高血压，是指原因未明的以动脉血压升高为主要临床表现的综合征，是多种心、脑血管疾病的重要病因和危险因素，影响心、脑、肾等重要脏器的结构和功能，最终导致这些器官的功能衰竭。目前，高血压仍是心血管疾病死亡的主要原因之一。约5%的高血压患者，血压升高是由某些确定的疾病或病因引起，称为继发性高血压。我国流行病学调查显示，高血压患病率呈明显上升趋势，北方高于南方，沿海高于内地，城市高于农村。青年男性高于女性，中年女性略高于男性。且高血压患病率、发病率及血压水平随年龄增加而升高。

一、血压分类和定义

目前，我国采用国际上统一的血压分类和标准（表3-1），适用于任何年龄的成人。高血压定义为收缩压≥18.7 kPa（140 mmHg）和（或）舒张压≥12 kPa（90 mmHg），根据血压升高水平，又进一步将高血压分为1、2、3级。

表3-1　血压水平分类（WHO/ISH，1999年）

类别	收缩压/kPa(mmHg)		舒张压/kPa(mmHg)
理想血压	<16(120)		<10.7(80)
正常血压	<17.3(130)	和	<11.3(85)
正常高值	17.3～18.5(130～139)		11.3～11.9(85～89)
1级高血压(轻度)	18.7～21.2(140～159)	和(或)	12～13.2(90～99)
亚组：临界高血压	18.7～19.9(140～149)	和(或)	12～12.5(90～94)
2级高血压(中度)	21.3～23.9(160～179)	和(或)	13.3～14.5(100～109)
3级高血压(重度)	≥24(180)	和(或)	≥14.7(110)
单纯收缩期高血压	≥18.7(140)	和	<12(90)
亚组：临界收缩期高血压	18.7～19.9(140～149)	和	<12(90)

当收缩压和舒张压属于不同分级时，以较高的级别作为标准；既往有高血压病史者，目前正服降压药，虽然血压<18.7/12 kPa（140/90 mmHg），亦应诊断为

高血压。

二、病因

目前，认为原发性高血压是在一定的遗传背景下由多种后天环境因素作用，使正常血压调节机制失代偿所致。一般认为遗传因素占40%，环境因素占60%。

（一）遗传因素

高血压具有明显的家族聚集性，父母均有高血压的正常血压子女，以后发生高血压的比例增高。以上情况提示其有遗传学基础或伴有遗传生化异常。

（二）环境因素

(1)饮食：流行病学和临床观察均显示食盐摄入量与高血压的发生和血压水平呈正相关。钠盐摄入越多，血压水平和患病率越高。而低钾、低钙、低动物蛋白的膳食更加重了钠对血压的不良影响。

(2)精神应激：人在长期紧张、压力、焦虑情绪或长期环境噪声、视觉刺激下也可引起高血压。因此，城市从事脑力劳动者高血压的患病率超过体力劳动者，从事精神紧张度高的职业和长期处于噪音环境中的工作者患高血压较多。

（三）其他因素

肥胖、口服避孕药也与高血压的发生有关。肥胖是血压升高的重要危险因素，一般采用体质指数来衡量肥胖程度，即体质(kg)/身高$(m)^2$(20～24为正常范围)。约1/3高血压患者有不同程度肥胖。口服避孕药的妇女血压升高发生率及程度与服用时间长短有关，口服避孕药引起的高血压一般为轻度，并且可以逆转。另外，阻塞性睡眠呼吸暂停综合征亦与高血压有关，50%阻塞性睡眠呼吸暂停综合征患者有高血压病史。

三、病理

高血压早期无明显病理改变。长期高血压引起全身小动脉病变，表现为小动脉管壁增厚和管腔狭窄，导致重要靶器官如心、脑、肾组织缺血。

（一）心脏的改变

主要是左心室肥厚和扩大。最终可导致心力衰竭。长期高血压常合并冠状动脉粥样硬化和微血管病变。

（二）脑的改变

脑血管发生缺血与变性，容易形成微动脉瘤，从而发生脑出血。高血压促使脑动脉硬化，可并发脑血栓形成。

（三）肾的改变

肾小球内囊压力升高，肾小球纤维化、萎缩，以及肾动脉硬化，因肾实质缺血和肾单位不断减少，最终导致肾衰竭。

（四）视网膜的改变

视网膜小动脉早期发生痉挛，随着病程进展出现硬化改变。血压急骤升高，可引起视网膜渗出和出血。

四、发病机制

影响血压的因素众多，从血流动力学角度，主要取决于心排血量及体循环的外周阻力。平均动脉血压＝心排血量×总外周阻力。高血压的血流动力学特征主要是总外周血管阻力相对或绝对增高。从这个角度出发，高血压的发病机制包括以下几个方面。

（一）交感神经系统活性亢进

各种病因使大脑皮质兴奋与抑制过程失调，皮质下神经中枢功能发生变化，各种神经递质浓度与活性异常，导致交感神经系统活性亢进，血浆儿茶酚胺浓度升高，阻力小动脉收缩增强。

（二）肾性水钠潴留

各种原因引起肾性水钠潴留，机体为避免心排血量增高使组织过度灌注，小动脉收缩增强，导致外周血管阻力增高。也可能通过排钠使激素分泌释放增加，从而使外周血管阻力增高。

（三）肾素-血管紧张素-醛固酮系统激活

肾小球入球动脉的球旁细胞分泌肾素，作用于肝脏产生的血管紧张素原，生成血管紧张素Ⅰ，再经血管紧张素转化酶抑制剂的作用生成血管紧张素Ⅱ，作用于血管紧张素Ⅱ受体，使小动脉平滑肌收缩，外周血管阻力增加。并可刺激肾上腺皮质分泌醛固酮，使水钠潴留，血容量增加。还可通过交感神经末梢使去甲肾上腺素分泌增加，这些作用均可使血压升高。

（四）胰岛素抵抗

近年认为，胰岛素抵抗是2型糖尿病和高血压发生的共同病理生理基础。胰岛素抵抗表现为继发性高胰岛素血症，使肾脏水钠重吸收增加，交感神经系统活性亢进，动脉弹性减退，从而使血压升高。

（五）其他

细胞膜离子转运异常，血管内皮系统生成、激活和释放的各种血管活性物质，代谢异常，饮酒过多等均可导致心排血量及外周血管阻力增加，从而引起血压升高。

以上机制主要从总外周血管阻力增高出发，但此机制尚不能解释单纯收缩性高血压和脉压明显增大。通常情况下，收缩压和脉压的主要决定因素是大动脉弹性和外周血管的压力反射波，因而近年来重视动脉弹性功能在高血压发病中的作用。

五、临床表现

（一）症状

大多数起病缓慢、渐进，早期症状不明显，一般缺乏特殊的临床表现，只有在精神紧张、情绪激动时才出现血压暂时性升高，随后即可恢复正常；部分患者有轻微症状，常见症状有头痛、头晕、颈项板紧、疲劳、心悸等，在紧张或劳累后加重，不一定与血压水平有关，多数症状可自行缓解。也可出现视力模糊、鼻出血等较重症状。约1/5患者无症状，仅在测量血压时或发生心、脑、肾等并发症时才被发现。

（二）体征

血压随季节、昼夜、情绪等因素有较大波动。冬季血压较高，夏季较低；血压有明显昼夜波动，一般夜间血压较低，清晨起床活动后血压迅速升高，形成清晨血压高峰；患者在家中的自测血压值往往低于在医院所测的血压值。心脏听诊时可有主动脉瓣区第二心音亢进、收缩期杂音或收缩早期喀喇音。高血压后期的临床表现常与心、脑、肾损害程度有关。

（三）并发症

随病程进展，血压持久升高，可导致心、脑、肾等靶器官受损。

1.心脏

血压长期升高使心脏尤其是左心室后负荷过重，致使左心室肥厚、扩大，形成高血压性心脏病，最终导致左心衰竭。高血压可促使冠状动脉粥样硬化的形成，并使心肌耗氧量增加，可出现心绞痛、心肌梗死和猝死。

2.脑

长期高血压易形成颅内微小动脉瘤，血压突然增高时可引起动脉瘤破裂而致脑出血。血压急剧升高还可发生一过性脑血管痉挛,导致短暂性脑缺血发作及脑血栓形成,出现头痛、失语、肢体瘫痪。血压极度升高可发生高血压脑病。

3.肾脏

长期而持久血压升高,可引起肾小动脉粥样硬化,导致肾功能减退,出现蛋白尿,晚期可出现氮质血症及尿毒症。

4.眼底

可反映高血压的严重程度,分为四级。Ⅰ级:视网膜动脉痉挛、变细、反光增强;Ⅱ级:视网膜动脉狭窄,动静脉交叉压迫;Ⅲ级:上述血管病变基础上有眼底出血或棉絮状渗出;Ⅳ级:出血或渗出伴有视盘水肿。

5.血管

除心、脑、肾血管病变外,严重高血压可促使主动脉夹层形成并破裂,常可致死。

(四)临床特殊类型

1.恶性高血压

恶性高血压发病急骤,多见于青、中年。临床特点为血压明显升高,舒张压持续>17.3 kPa(130 mmHg)。眼底出血、有渗出或视盘水肿,出现头痛、视力迅速减退。肾脏损害明显,持续的蛋白尿、血尿及管型尿,可伴有肾功能不全。本病进展快,如未给予及时治疗,预后差,可死于肾衰竭、脑卒中或心力衰竭。

2.高血压危象

在高血压病程中,由于血管阻力突然上升,血压明显增高,收缩压>34.7 kPa(260 mmHg)、舒张压>16 kPa(120 mmHg),患者出现头痛、烦躁、心悸、多汗、恶心、呕吐、面色苍白或潮红、视力模糊等症状。伴靶器官损害病变者可出现心绞痛、肺水肿或高血压脑病。控制血压后病情可迅速好转,但易复发。其发生机制是交感神经兴奋性增加导致儿茶酚胺分泌过多。

3.高血压脑病

高血压脑病是指在高血压病程中发生急性脑血液循环障碍,引起脑水肿和颅内压增高而产生的临床征象。发生机制可能为血压过高,超出了脑血管的自身调节能力,使脑灌注过多,导致液体渗入脑血管周围组织,引起脑水肿。临床表现为严重头痛、呕吐、神志改变,重者意识模糊、抽搐、呈癫痫样发作甚至昏迷。

4.危险度分层

可根据血压水平、其他心血管危险因素、糖尿病、靶器官损害及并发症情况将高血压患者分为低危、中危、高危和极高危(表 3-2)。

表 3-2 高血压患者心血管危险分层标准

其他危险因素和病史	血压水平		
	1 级高血压	2 级高血压	3 级高血压
无其他危险因素	低危	中危	高危
1～2 个危险因素	中危	中危	极高危
3 个以上危险因素或靶器官损害	高危	高危	极高危
临床并发症及糖尿病	极高危	极高危	极高危

心血管疾病危险因素:男性＞55 岁,女性＞65 岁;吸烟;血胆固醇＞5.72 mmol/L;早发心血管疾病家族史。靶器官的损害:左心室肥厚、蛋白尿和(或)血肌酐轻度升高、有动脉粥样硬化斑块、视网膜动脉狭窄。并发症:心脏疾病、脑血管疾病、肾脏疾病、血管疾病和视网膜病变。

(1)低度危险组:高血压 1 级不伴有上述危险因素者,治疗以改善生活方式为主。

(2)中度危险组:高血压 1 级伴 1～2 个危险因素或高血压 2 级不伴或伴有不超过 2 个危险因素者。除改善生活方式外,应给予药物治疗。

(3)高度危险组:高血压 1～2 级伴至少 3 个危险因素者,必须应用药物治疗。

(4)极高度危险组:高血压 3 级或高血压 1～2 级伴靶器官损害及相关的临床疾病者(包括糖尿病),应尽快给予强化治疗。

六、实验室及其他检查

(一)心电图检查

心电图检查可显示左心室肥厚、劳损。

(二)胸部 X 线检查

胸片可见主动脉迂曲延长、左心影扩大。

(三)超声心动图检查

超声心动图检查可提示左心室和室间隔肥厚,左心房和左心室腔增大。

(四)动态血压监测

与通常的血压测量不同,是由仪器自动定时测量血压,用小型携带式血压记录仪测定24小时血压动态变化，对高血压的诊断有较高的价值。

(五)其他检查

其他检查包括尿常规、空腹血糖、血脂、血尿素氮和肌酐测定等。

根据偶测几次血压决定是否有高血压是非常不全面、不科学的。而24小时动态血压能测量人体昼夜不同时间内的血压。正常血压在夜间2时～3时处于最低谷，凌晨血压急骤上升，白昼基本上处于相对较高水平，多数人有双峰，8时～9时和16时～18时，18时以后血压呈缓慢下降趋势。高血压病患者血压昼夜波动曲线也相类似，但整体水平较高，波动幅度增大。

三、主要护理诊断及医护合作性问题

(一)疼痛：头疼

与血压增高有关。

(二)有受伤的风险

与头晕、视力模糊、意识改变或发生直立性低血压有关。

(三)知识缺乏

缺乏疾病预防、保健知识和高血压用药知识。

(四)潜在并发症

严重的潜在并发症为高血压急症。

四、护理措施

(一)坚持治疗，维持正常血压

1.常用降压药物

见表3-3。

表3-3 常见降压药物名称、剂量、用法

药物分类	药物名称	剂量	用法
噻嗪类	氢氯噻嗪	12.5 mg	1～2次/天
	氯噻酮	20～50 mg	1次/天
襻利尿剂	呋塞米	20～40 mg	1～2次/天
醛固酮受体拮抗剂	螺内酯	20～40 mg	1～2次/天
保钾利尿剂	氨苯蝶啶	50 mg	1～2次/天

续表

药物分类	药物名称	剂量	用法
	阿米洛利	5～10 mg	1次/天
β受体阻滞剂	普萘洛尔	10～20 mg	2～3次/天
	美托洛尔	25～50 mg	2次/天
	阿替洛尔	50～100 mg	1次/天
	比索洛尔	5～10 mg	1次/天
	卡维洛尔	12.5～25 mg	1～2次/天
钙通道阻滞剂	硝苯地平	5～10 mg	3次/天
	硝苯地平控释剂	30～60 mg	1次/天
	氨氯地平	5～10 mg	1次/天
	维拉帕米缓释剂	240 mg	1次/天
	地尔硫䓬缓释剂	90～180 mg	1次/天
血管紧张素转换酶抑制剂	卡托普利	12.5～50 mg	2～3次/天
	依那普利	10～20 mg	2次/天
	贝那普利	10～20 mg	1次/天
	培哚普利	4～8 mg	1次/天
血管紧张素Ⅱ受体拮抗剂	缬沙坦	80～160 mg	1次/天
	氯沙坦	50～100 mg	1次/天
	伊贝沙坦	150～300 mg	1次/天
	替米沙坦	40～80 mg	1次/天

2.用药注意事项

一般从小剂量开始用药，遵医嘱调整剂量，不可自行增减或突然撤换药物，多数患者需长期服用维持量；注意降压不可过快、过低，某些降压药物有直立性低血压反应，应指导患者改变体位时动作宜缓慢，警惕服降压药后可能发生的低血压反应；服药后如有晕厥、恶心、乏力，应立即平卧，呈头低足高位，以促进静脉回流，增加脑部血流量；服药后不要站立太久，因长时间站立会使腿部血管扩张，血液淤积于下肢，脑部血流量减少；避免用过热的水洗澡，防止周围血管扩张导致晕厥。

(二)高血压急症的护理

(1)一旦发生高血压急症，应绝对卧床休息，抬高床头，避免一切不良刺激和不必要的活动，协助生活护理。必要时使用镇静剂。

(2)保持呼吸道通畅，吸氧 4～5 L/min。

(3)立即建立静脉通道,遵医嘱尽早准确给药,以达到快速降压和脱水降颅内压的目的。硝普钠静脉滴注过程中应避光,调整给药速度,严密监测血压。

(4)定期监测血压,严密观察病情变化,做好心电、血压、呼吸监测,一旦发现血压急剧升高、剧烈头痛、呕吐、大汗、视力模糊、面色及神志改变、肢体运动障碍等症状,立即通知医师。

(5)制止抽搐:发生抽搐时用牙垫置于上、下臼齿间防止唇舌咬伤;患者意识不清时应加床栏,防止坠床;避免屏气或用力排便。

第三节　心脏瓣膜病

心脏瓣膜病是由于炎症、黏液瘤样变性、退行性改变、缺血性坏死、先天性畸形、创伤等原因引起的单个或多个瓣膜(包括瓣叶、瓣环、腱索、乳头肌等)的功能或结构异常,导致瓣口狭窄和(或)关闭不全。二尖瓣最常受累,约占70%,二尖瓣合并主动脉病变者占20%~30%,单纯主动脉病变者占2%~5%,而三尖瓣和肺动脉瓣病变者少见。

风湿性心脏病简称风心病,为风湿性炎症过程导致的瓣膜损害,主要累及40岁以下人群,女性多于男性。近年发病率已有所下降,但仍是我国常见的心脏病之一。老年人的瓣膜钙化和瓣膜黏液瘤样变性在我国日渐增多。

一、二尖瓣狭窄

(一)病因

二尖瓣狭窄的最常见病因为风湿热。在急性风湿热症状出现后,至少2年开始形成明显的二尖瓣狭窄。目前,风湿性二尖瓣狭窄仍是我国主要的瓣膜病,2/3的患者为女性。约半数患者无急性风湿热史,但多有反复链球菌扁桃体炎或咽峡炎史。反复风湿活动、呼吸道感染、心内膜炎、妊娠和分娩等诱因均可促使病情加重。

(二)病理解剖与病理生理

二尖瓣狭窄的病理解剖改变可表现为二尖瓣瓣膜交界处粘连、瓣叶游离缘粘连和腱索粘连融合等，致使二尖瓣狭窄。

正常成人二尖瓣口面积为 4～6 cm^2。当瓣口面积减少至 2 cm^2 以下（轻度狭窄）时左心房压力升高，左心房代偿性扩张及肥厚以增强收缩。此时患者多无症状，临床表现为代偿期。当瓣口面积减少至 1.5 cm^2（中度狭窄）甚至减少到1 cm^2（重度狭窄）时，左心房压力开始升高，肺静脉和肺毛细血管压力相继升高，导致肺顺应性减低，从而发生劳力性呼吸困难，称左心房失代偿期。心率增快时，舒张期缩短，左心房压力更高，因此，心房颤动、妊娠、感染或贫血等增加心率的诱因均可促使急性肺水肿的发生。由于左心房压和肺静脉压升高，引起肺小动脉反应性收缩，最终导致肺小动脉硬化，肺血管阻力增高，肺动脉压力升高。

二尖瓣狭窄患者的肺动脉高压产生于：①升高的左心房压力的被动后向传递；②左心房和肺静脉高压触发肺小动脉收缩（反应性肺动脉高压）；③长期严重的二尖瓣狭窄，肺小动脉持续的收缩，最终导致肺血管床呈器质性、闭塞性改变。重度肺动脉高压可引起右心室肥厚、三尖瓣关闭不全、肺动脉瓣关闭不全和右心衰竭。

（三）健康史

一般情况，从初次发生风湿性心脏炎到出现明显的风心病的症状可长达10～20 年。由于目前临床上典型的风湿热已很少见，故在对患者病史的询问中很难了解到详细的有关资料，但仍应仔细询问患者既往是否曾有咽喉部、扁桃体感染史。反复的风湿活动、呼吸道感染、妊娠与分娩、感染性心内膜炎等，是促使病情加重、心功能恶化的主要诱因，在评估时应注意这方面的因素并了解患者心功能变化的情况。

（四）身体状况

1.主要症状

早期患者可无症状，一般在二尖瓣中度狭窄时方有明显症状，具体如下。

（1）呼吸困难：这是最常见的早期症状，主要由肺的顺应性降低所致。患者首次呼吸困难发作常以运动、精神紧张、性交、感染、妊娠或心房颤动为诱因，并先有劳力性呼吸困难，严重者再次出现阵发性夜间呼吸困难、静息时呼吸困难、端坐呼吸，甚至发生急性肺水肿。

（2）咯血：有以下几种情况。①突然咯大量鲜血，通常见于严重二尖瓣狭窄，可为首发症状，支气管静脉同时回流入体循环静脉和肺静脉，当肺静脉压突然升高时，黏膜下淤血、扩张，壁薄的支气管静脉破裂引起大咯血，咯血后肺静脉压降低，咯血可自止。②血性痰或带血丝痰伴阵发性夜间呼吸困难或咳嗽。③急性肺水肿时咳大量粉红色泡沫痰。④肺梗死伴咯血，为本症晚期并发慢性心衰时少见的情况。

(3)咳嗽：常见，尤其在冬季明显。表现为卧床时干咳，可能与支气管黏膜淤血水肿易引起慢性支气管炎，或左心房增大压迫主支气管有关。

(4)声音嘶哑：较少见，与扩张的左心房增大压迫左主支气管有关。

(5)其他：乏力由心功能减退、心排血量减少供血不足所致；心悸由心律失常尤其是心房颤动所致；食欲减退、腹胀、肝区胀痛、下肢水肿由右心衰竭致体循环淤血所致。

2.护理体检

(1)二尖瓣重度狭窄常有“二尖瓣面容”，双颧绀红。

(2)心尖部可触及舒张期震颤。

(3)听诊可闻及舒张中晚期隆隆样杂音，是二尖瓣狭窄最重要的体征。

(4)心尖部第一心音亢进呈拍击样及二尖瓣开瓣音，则高度提示二尖瓣狭窄但瓣膜仍有一定的柔顺性和活动力，对决定手术治疗的方法有一定的意义。

(5)肺动脉瓣区第二心音亢进伴分裂。

(6)右心功能不全可有颈静脉怒张、肝大、下肢水肿等。

3.并发症

(1)心律失常：以心房颤动最常见，为相对早期的并发症，起始可为阵发性，此后可发展为慢性房颤。心房颤动的发生率随左心房增大和年龄增长而增加。心房颤动使心排血量降低，更易诱发或加重心力衰竭。

(2)急性肺水肿：为重度二尖瓣狭窄的严重并发症，如不及时救治，可能致死。

(3)血栓：以脑动脉栓塞最常见，20%的患者可发生体循环栓塞，其余依次为外周(下肢、视网膜)动脉、内脏(脾、肾、肠系膜)动脉和肺动脉等栓塞。栓塞栓子大多来自左心耳，多发生在伴心房颤动时，因左心房扩张和淤血易形成附壁血栓，若脱落可引起动脉栓塞。

(4)其他：并发肺部感染常见，可诱发或加重心力衰竭。晚期常有右心衰竭，是晚期常见并发症及主要死亡原因。亦可并发感染性心内膜炎，但较少见。

(五)实验室及其他检查

1.X 线检查

轻度二尖瓣狭窄时,X 线检查表现可正常。中、重度狭窄时,左心房增大,肺动脉段突出心影呈梨形(二尖瓣型)。

2.心电图检查

重度二尖瓣狭窄可有"二尖瓣型 P 波",P 波宽度>0.12 秒,伴切迹。QRS 波群示电轴右偏和右心室肥厚表现。

3.超声心动图检查

超声心动图检查为明确和量化诊断二尖瓣狭窄的可靠方法,二维超声心动图检查可显示狭窄瓣膜的形态和活动度,测绘二尖瓣口面积。

二、二尖瓣关闭不全

二尖瓣关闭不全常与二尖瓣狭窄同时存在,亦可单独存在。

(一)病因

心脏收缩期二尖瓣关闭依赖二尖瓣装置(瓣叶、瓣环、腱索、乳头肌)和左心室的结构和功能的完整性,其中任何部分的异常均可致二尖瓣关闭不全。风湿性炎症引起瓣叶纤维化、增厚、僵硬和缩短,心室收缩时两瓣叶不能紧密闭合,如有乳头肌纤维化、融合和缩短,更加重关闭不全。

(二)病理解剖与病理生理

1.急性收缩期

左心室射出的部分血液经关闭不全的二尖瓣口反流入左心房,致左心房和左心室的容量负荷增加,左心室来不及代偿,其急性扩张能力有限,左心室舒张末压急剧上升。左心房压也急剧升高,导致肺淤血,甚至肺水肿。最终可致肺动脉高压和右心衰竭。

2.慢性二尖瓣关闭不全

在较长的代偿期,同时扩大的左心房和左心室可适应容量负荷的增加,左心房压和左心室舒张末压不会明显上升,肺淤血也暂不会出现。但持续严重的过度容量负荷,终致左心衰竭,左心房压和左心室舒张末压明显上升,导致肺淤血、肺动脉高压。持续肺动脉高压又必然导致右心衰竭。

因此,二尖瓣关闭不全首先累及左心房和左心室,继之影响右心,最终导致全心衰竭。

（三）健康史

见二尖瓣狭窄。

（四）身体状况

1.主要症状

(1)急性症状：轻度二尖瓣反流仅有轻微劳力性呼吸困难。严重反流（如乳头肌断裂）很快发生急性左心衰竭，甚至出现急性肺水肿或心源性休克。

(2)慢性症状：轻度二尖瓣关闭不全者可终身无症状。严重反流者心排血量减少，首先出现的突出症状是疲乏无力，肺淤血的症状如呼吸困难出现较晚。①风心病：无症状期常超过20年；一旦出现症状，多有不可逆的心功能损害；急性肺水肿和咯血较二尖瓣狭窄少见。②二尖瓣脱垂：多无症状，或仅有不典型胸痛、心悸、乏力、头晕、体位性眩晕和焦虑等；严重的二尖瓣关闭不全晚期出现左心衰竭。

2.护理体检

(1)急性：心尖搏动为高动力型。第二心音肺动脉瓣亢进。心尖区反流性杂音于第二心音前终止，而非全收缩期，低调，呈递减型，不如慢性者响。

(2)慢性：心尖搏动呈高动力型，左心室增大时向左下移位。风心病时第一心音减弱，可闻及全收缩期高调一贯性的吹风样杂音，向左腋下和左肩胛下区传导。存在二尖瓣脱垂和冠心病者，第一心音多正常。典型的二尖瓣脱垂为随喀喇音之后的收缩晚期杂音。冠心病乳头肌功能失常时可有收缩早期、中期、晚期或全收缩期杂音。

3.并发症

与二尖瓣狭窄相似，但感染性心内膜炎发生率较二尖瓣狭窄高，而体循环栓塞较二尖瓣狭窄少见。

（五）实验室及其他检查

1.X线检查

慢性重度反流常见左心房、左心室增大，左心衰竭时可见肺淤血征。

2.心电图检查

慢性重度二尖瓣关闭不全主要表现为左心房增大，部分有左心室肥厚及非特异性ST-T改变，少数有右心室肥厚征，心房颤动常见。

3.超声心动图检查

M型和二维超声心动图检查不能判断是否存在二尖瓣关闭不全。脉冲多普勒超声和彩色多普勒血流显像可于二尖瓣心房侧和左心房内探及收缩期反流束，诊断二尖瓣关闭不全的敏感性几乎达100%。二维超声检查可显示二尖瓣装置的形态特征，有助于明确病因。

三、主动脉瓣狭窄

（一）病因

先天性二尖瓣畸形是最常见的先天性主动脉瓣狭窄的病因。风湿性炎症导致主动脉瓣膜交界处粘连融合、瓣叶纤维化、僵硬、钙化和挛缩畸形，因而瓣口狭窄。老年人单纯主动脉瓣狭窄的常见原因是退行性钙化。

（二）病理解剖与病理生理

正常成人主动脉瓣口面积≥3.0 cm^2，当瓣口面积减少一半时，收缩期仍无明显跨瓣压差，临床可以代偿；当瓣口面积＜1.0 cm^2时，左心室收缩压明显升高，跨瓣压差显著。主动脉瓣狭窄使左心室射血阻力增加，左心室向心性肥厚，室壁顺应性降低，引起左心室舒张末压进行性升高，因而使左心房后负荷增加，左心房代偿性肥厚。最终由于室壁应力增高、心肌缺血和纤维化等导致左心衰竭。

（三）健康史

见二尖瓣狭窄。

（四）身体状况

1.主要症状

出现较晚，呼吸困难、心绞痛和晕厥为典型主动脉瓣狭窄常见的三联征。

(1)呼吸困难：劳力性呼吸困难见于90%的有症状患者。进而可发生阵发性夜间呼吸困难、端坐呼吸和急性肺水肿。

(2)心绞痛：见于60%的有症状患者。常由运动诱发，休息后缓解，主要由心肌缺血引起。

(3)晕厥：见于1/3的有症状患者，多发生于直立、运动中或运动后，少数在休息时发生，由脑缺血引起。

2.护理体检

(1)心尖搏动相对局限、持续有力，主动脉瓣第一听诊区可触及收缩期震颤，并可闻及粗糙而响亮的喷射性收缩期吹风样杂音，向颈部、胸骨左下缘和心尖区传导。主动脉区粗糙而响亮的收缩期杂音是主动脉瓣狭窄最重要的体征。

(2)第二心音减弱:老年人钙化性主动脉瓣狭窄者杂音在心底部。

(3)心尖区有抬举样搏动。

(4)脉压缩小。

3.并发症

(1)心律失常:10%的患者可发生心房颤动,可致严重低血压、晕厥或肺水肿。主动脉钙化侵及传导系统可致房室传导阻滞;左心室肥厚、心内膜下心肌缺血可致室性心律失常;两种情况均可导致晕厥,甚至猝死。猝死一般发生于先前有症状者。患者若发生左心衰竭,自然病程明显缩短,因此终末期的右心衰竭少见。

(2)心脏性猝死:仅见于1%~3%的患者。

(3)感染性心内膜炎:不常见,年轻人的较轻瓣膜畸形比老年人的钙化性瓣膜狭窄发生感染性心内膜炎的风险大。

(4)其他:体循环栓塞、心力衰竭和胃肠道出血少见。

(五)实验室及其他检查

1.X线检查

单纯主动脉瓣狭窄心影可正常或左心室轻度增大,左心房可轻度增大,升主动脉根部常见狭窄后扩张。

2.心电图检查

重度狭窄者有左心室肥厚及继发性ST-T改变,可有心律失常。

3.超声心动图检查

二维超声心动图检查对探测主动脉瓣异常十分敏感,有助于显示瓣膜结构。多普勒超声检查可测出主动脉瓣口面积及跨瓣压差,为明确诊断和判断狭窄程度的重要方法。

4.心导管检查

当超声心动图检查不能确定狭窄程度并考虑进行人工瓣膜置换时,应行心导管检查。可同步测定左心室与主动脉内压力。

四、主动脉瓣关闭不全

(一)病因

由主动脉瓣及(或)主动脉根部疾病所致。

1.急性

主动脉瓣膜穿孔或瓣周脓肿、创伤、主动脉夹层和人工瓣膜撕裂。

2.慢性

约 2/3 的主动脉瓣关闭不全由风心病所致，由于风湿性炎性病变使瓣叶纤维化、增厚、缩短、变形，影响舒张期瓣叶边缘对合，可造成关闭不全。感染性心内膜炎的感染性赘生物妨碍主动脉瓣闭合也可引起关闭不全。另外，先天畸形和主动脉瓣黏液样变性也可引起主动脉瓣关闭不全。

(二)病理解剖与病理生理

1.急性

由于主动脉瓣关闭不全，舒张期血流从主动脉反流入左心室，左心室同时接纳左心房充盈血流和从主动脉反流的血液，使左心室容量负荷急剧增加。

2.慢性

左心室对慢性容量负荷过度的代偿反应为左心室舒张末容量增加，左心室扩张；左心室重量增加使左心室壁应力维持正常；运动时外周阻力降低和心率增快伴舒张期缩短，使反流减轻。因此，左心室能在较长时间维持正常心排血量和肺静脉压无明显升高。失代偿期心室收缩功能降低，不能维持正常心排血量，终至发生左心衰竭。此外，左心室心肌重量增加使心肌氧耗增多，主动脉舒张压降低使冠状动脉血流减少，因而引起心肌缺血，促使左心室心肌收缩功能降低，直至发生左心衰竭。

(三)健康史

见二尖瓣狭窄。

(四)身体状况

1.主要症状

(1)急性：轻者无症状，重者出现急性左心衰竭和低血压。

(2)慢性：多年可无症状，常有体位性眩晕。①心悸：最先出现的症状，伴心前区不适。由左心室明显增大、心尖搏动增强所致。②眩晕、头颈部搏动感：因舒张压过低，快速改变体位时可产生脑缺血而眩晕；脉压增大明显时可有颈部搏动感。③左心衰竭：晚期出现的表现。④心绞痛：较主动脉瓣狭窄少见，由冠状动脉供血减少所致。

2.护理体检

(1)心尖搏动向左下移位，呈心尖抬举样搏动。

(2)胸骨左缘第 3～4 肋间主动脉瓣第二听诊区可闻及高调舒张期叹气样递减型杂音，是主动脉瓣关闭不全最重要的体征，舒张早期向心尖部传导，前倾坐位和深呼气时易闻及。

(3)主动脉瓣区第二心音减弱或消失，见于瓣膜活动很差或反流严重时。

(4)心尖搏动向左下移位，呈抬举性搏动。

(5)严重主动脉瓣关闭不全时，收缩压升高、舒张压降低、脉压增大。可出现周围血管征如点头征、毛细血管搏动征、水冲脉和枪击音等。

3.并发症

左心衰竭为主要并发症，也是主动脉瓣关闭不全患者的主要死亡原因；感染性心内膜炎较常见；可发生室性心律失常，心脏性猝死少见。

(五)实验室及其他检查

1.X线检查

心影呈靴型(主动脉型)，即左心室增大，伴升主动脉扩张、迂曲、主动脉弓突出、搏动明显。

2.心电图检查

左心室肥厚及继发性非特异性ST-T改变。

3.超声心动图检查

M型超声心动图检查显示舒张期二尖瓣前叶或室间隔纤细扑动；二维超声检查可显示瓣膜和主动脉根部的形态改变，有助于病因确定。脉冲多普勒和彩色多普勒血流显像为最敏感的确定主动脉瓣反流的方法。

五、常见心脏瓣膜病的心理、社会评估

风湿性心脏瓣膜病在瓣膜损害早期，心功能尚处于代偿阶段，症状不明显，患者思想上常不重视，个体防御意识较差。随着瓣膜损害的加重，心功能逐渐减退，出现心力衰竭的表现，对活动的耐力逐渐下降，甚至丧失劳动力，导致患者情绪低落。以后，随着各种并发症的出现，反复发生的风湿活动，造成患者躯体不适的增加，加上治疗时间和治疗过程漫长，使患者和其家庭的负担加重，患者的性格逐渐发生改变，容易烦躁和焦虑。当病情进展而内科保守治疗效果不佳需行外科手术时，患者或因经济条件限制，或因担心手术风险等，思想上常会产生顾虑，若得不到家庭的支持与帮助，患者则会产生悲观和厌世的情绪。而对于已决定手术的患者来说，由于心脏手术的风险较大，患者和家庭仍存有顾虑，尤其是患者，易显得焦虑和不安。

六、常见心脏瓣膜病的治疗目的、方法

(一)治疗目的

防止病情进展，减轻症状。治疗原则为防止风湿活动，改善心功能，防止并发症出现。无症状者应定期随访。

(二)治疗方法

1.预防与治疗风湿活动

有风湿活动的患者应长期甚至终身应用苄星青霉素，120 万 U，每月肌内注射 1 次。风湿活动时口服抗风湿药物，如阿司匹林 0.1 g，每天 3 次，口服。

2.并发症治疗

并发心房颤动者应控制心室率及抗凝治疗，以防诱发心力衰竭或栓塞。心绞痛者可试用硝酸酯类药物。

3.外科治疗

外科治疗是根本解决瓣膜病的手段，主要有瓣膜分离术、瓣膜修复术和人工瓣膜置换术等。

4.介入治疗

主要针对单纯二尖瓣狭窄、主动脉瓣狭窄，可行经皮球囊瓣膜成形术。

七、心脏瓣膜病患者的护理

(一)主要护理诊断及医护合作性问题

1.体温过高

与风湿活动、并发感染有关。

2.潜在并发症

心力衰竭、血栓栓塞、心绞痛、感染性心内膜炎、心律失常和猝死等。

3.无能性家庭

与家属长期照顾患者导致体力、精神、经济上负担过重有关。

4.有感染的风险

与机体抵抗力下降有关。

5.焦虑与担心

与疾病预后、工作、生活及前途有关。

(二)护理目标

患者焦虑减轻，体温得到控制，未发生感染或发生后得到及时的控制。未发

生并发症。患者及家属了解整个疾病的发生发展过程。

(三)护理措施

1.一般护理

(1)休息与活动:心功能代偿期,一般体力活动不限制,但要注意多休息,以降低耗氧量,减轻心脏负担。心功能失代偿期,卧床休息,限制活动量,协助生活护理,待病情好转,实验室检查正常后逐渐增加活动。左心房内有巨大附壁血栓者应绝对卧床休息,以防血栓脱落造成其他部位栓塞。病情允许时应鼓励并协助患者翻身、活动下肢或下床活动,防止下肢深静脉血栓形成。

(2)饮食:给予高热量、高蛋白、高维生素和易消化的食物。有心力衰竭时应限制钠盐摄入、少量多餐、多吃蔬菜和水果、保持大便通畅。

2.病情观察

监测生命体征,尤其是心率、心律、血压、脉搏、呼吸频率、节律及伴随症状,注意患者的精神状态及意识变化。观察有无风湿活动的表现,如皮肤环行红斑、皮下结节、关节红肿及疼痛等。观察患者有无呼吸困难、乏力、食欲减退和尿少等心力衰竭的征象。密切观察有无栓塞的征象。一旦发生,立即报告医师并给予相应的处理。

3.对症护理

根据病情给予间断或持续吸氧。每 4 小时测量一次体温,>38.5 ℃给予物理降温并记录降温效果。大量出汗者应勤换衣裤、被褥,防止受凉。有关节炎时可局部热敷以减轻关节炎性水肿对神经末梢的压迫,改善血液循环,使疼痛减轻。

4.用药护理

遵医嘱给予抗生素及抗风湿药物治疗,观察其疗效和不良反应如阿司匹林可致胃肠道反应、柏油便、牙龈出血等。

5.心理护理

加强与患者的沟通,耐心向患者解释病情,消除患者的焦虑、紧张情绪,使其积极配合治疗。向患者和家属详细介绍治疗的方法和目的,缓解患者或家属因不了解治疗效果或顾虑费用而产生的压力。

第四节　感染性心内膜炎

感染性心内膜炎为心脏内膜表面的微生物感染，伴赘生物形成的一种疾病。赘生物为大小不等、形状不一的血小板和纤维素团块，内含大量微生物和少量炎性细胞。瓣膜为最常受累部位，但感染也可发生在间隔缺损部位、腱索或心壁内膜。根据病程分为急性和亚急性。

急性感染性心内膜炎的特征为：①中毒症状明显；②病程进展迅速，数天至数周引起瓣膜破坏；③感染迁移多见；④病原体主要为金黄色葡萄球菌。

亚急性感染性心内膜炎的特征为：①中毒症状轻；②病程数周至数月；③感染迁移少见；④病原体以草绿色链球菌多见，其次为肠球菌。

感染性心内膜炎又可分为自体瓣膜、人工瓣膜和静脉药瘾者的心内膜炎。

一、自体瓣膜心内膜炎

（一）病因

链球菌和葡萄球菌分别占自体心内膜炎病原微生物的65%和25%。急性自体瓣膜心内膜炎主要由金黄色葡萄球菌引起，少数由肺炎链球菌、淋球菌、A族链球菌和流感嗜血杆菌等所致。亚急性自体瓣膜心内膜炎最常见的致病菌是草绿色链球菌，其次为D族链球菌、表皮葡萄球菌，其他细菌较少见。

（二）发病机制

(1)亚急性病例占2/3以上，发病与下列因素有关。①血流动力学因素：亚急性者主要发生于器质性心脏病，首先为心脏瓣膜病，尤其是二尖瓣和主动脉瓣；其次为先天性心血管病，如室间隔缺损、动脉导管未闭、法洛四联症和主动脉瓣缩窄。赘生物常位于血流从高压腔经病变瓣口或先天缺损至低压腔产生高速射流和湍流的下游，可能与这些部位的压力下降和内膜灌注减少、有利于微生物沉积和生长有关。高速射流冲击心脏或大血管内膜处致局部损伤易于感染。②非细菌性血栓性心内膜炎病变：当心内膜的内皮受损暴露其下结缔组织的胶原纤维时，血小板在该处聚集，形成血小板微血栓和纤维蛋白沉着，成为结节样无菌性赘生物，称非细菌性血栓性心内膜炎病变，是细菌定居瓣膜表面的重要因素。③短暂性菌血症：各种感染或细菌寄居的皮肤黏膜的创伤常导致暂时性菌血症，循环中的细菌若定居在无菌性赘生物上，即可发生感染性心内膜炎。④细菌感染无菌赘生物：取决于发生菌血症之频度和循环中细菌的数量、细菌黏附于无菌性赘生物的能力。草绿色链球菌从口腔进入血流的机会频繁，黏附力强，因而成为亚急性感染性心内膜炎最常见的致病菌。细菌定居后，迅速繁殖，促使血小板进一步聚集和纤维蛋白沉积，感染赘生物增大。当赘生物破裂时，细菌又被释放进入血流。

(2)急性自体瓣膜心内膜炎发病机制尚不清楚，主要累及正常心瓣膜，主动脉瓣常受累。病原菌来自皮肤、肌肉、骨骼或肺等部位的活动感染灶。与循环中含菌量大，细菌毒力强，具有高度侵袭性和黏附于内膜的能力有关。

(三)病理

1.心内感染和局部扩散

赘生物导致瓣叶破损、穿孔或腱索断裂，引起瓣膜关闭不全；感染的局部扩散产生瓣环或心肌脓肿、传导组织破坏、乳头肌断裂、室间隔穿孔和化脓性心包炎。

2.赘生物碎片脱落

赘生物碎片脱落致动脉栓塞，导致组织器官梗死和动脉管壁坏死或细菌直接破坏动脉壁，还可形成细菌性动脉瘤。

3.血源性播散

菌血症持续存在，在其他部位播种化脓性病灶，形成迁移性脓肿。

4.免疫系统激活

持续性菌血症刺激细胞和体液介导的免疫系统，引起脾大、肾小球肾炎、关节炎、心包炎和微血管炎。

(四)健康史

了解患者有无心脏瓣膜疾病、先天性心脏病史；身体各部位是否有化脓性感染灶；近期是否进行过口腔手术如拔牙、扁桃体摘除术、泌尿系统器械检查、心导管检查及检查后应用抗生素的情况。

(五)身体状况

1.主要症状

从暂时的菌血症至出现症状的时间长短不一，多在2周以内。

(1)亚急性感染性心内膜炎起病隐匿，可有全身不适、乏力、食欲缺乏、面色苍白、体重减轻等非特异性症状，头痛、背痛和肌肉关节痛常见。发热是最常见的症状，多呈弛张热型，午后和夜间较高，伴寒战和盗汗。

(2)急性感染性心内膜炎以败血症为主要临床表现。起病急骤，进展迅速，患者出现高热、寒战、呼吸急促，伴有头痛、背痛、胸痛和四肢肌肉关节疼痛，突发心力衰竭者较为常见。

2.护理体检

(1)心脏杂音：80%～85%的患者可闻及心脏杂音，杂音性质的改变为本病特征性表现，急性者要比亚急性者更易出现杂音强度和性质的变化，可由基础心脏病和(或)心内膜炎导致瓣膜损害所致，与赘生物的生长和破裂、脱落有关。腱索断裂或瓣叶穿孔是迅速出现新杂音的重要因素。

(2)周围体征：多为非特异性，近年已不多见。包括：①瘀点，可出现于任何部位，以锁骨以上皮肤、口腔黏膜和睑结膜常见；②指(趾)甲下线状出血；③Osler结节；④指(趾)垫出现的豌豆大的红或紫色痛性结节，略高出皮肤，亚急性者较常见；⑤Roth 斑，为视网膜的卵圆性出血斑块，其中心呈白色，亚急性者多见；⑥Janeway 损害，是位于手掌或足底直径 1～4 mm 无压痛出血红斑，急性者常见。

(3)动脉栓塞：多见于病程后期，但约 1/3 的患者是首发症状。赘生物引起动脉栓塞占 20%～40%，栓塞可发生在机体的任何部位。脑、心脏、脾、肾、肠系膜、四肢和肺为临床常见的动脉栓塞部位。脑栓塞可出现神志和精神改变、视野缺损、失语、吞咽困难、瞳孔大小不对称、偏瘫、抽搐或昏迷等表现。肾栓塞常出现腰痛、血尿等表现，严重者可有肾功能不全。脾栓塞时，患者出现左上腹剧痛，呼吸或体位改变时加重。肺栓塞常发生突然胸痛、气急、发绀、咯血。

(4)其他：贫血较常见，主要由感染导致骨髓抑制而引起，多为轻、中度，晚期患者可重度贫血；15%～50%病程超过 6 周的患者可有脾大；部分患者可见杵状指(趾)。

(5)并发症：心脏并发症、动脉栓塞和血管损害。

心脏并发症：心力衰竭为最常见并发症，其次为心肌炎。

动脉栓塞和血管损害：多见于病程后期，急性较亚急性者多见，在部分患者中也可为首发症状。①约 1/3 患者有神经系统受累，表现为脑栓塞、脑细菌性动脉瘤、脑出血(细菌性动脉瘤破裂引起)和弥漫性脑膜炎。患者出现神志和精神改变、失语、视野缺损、轻偏瘫、抽搐或昏迷等表现。②大多数患者有肾脏损害，包括肾动脉栓塞、肾梗死、肾小球肾炎和肾脓肿。迁移性脓肿多见于急性患者。肾栓塞常出现血尿、腰痛等表现，严重者可有肾功能不全。③部分患者发生脾栓塞，出现左上腹剧痛，呼吸或体位改变时加重。④肺栓塞常出现突然胸闷、气急、胸痛、发绀、咯血等表现。⑤肠系膜动脉损害可出现急腹症症状；肢体动脉损害出现受累肢体变白或发绀、发冷、疼痛、跛行，甚至动脉搏动消失。⑥3%～5%患者可引起细菌性动脉瘤。⑦迁移性脓肿多见于急性期患者。

急性与亚急性感染性心内膜炎的比较见表3-4。

表3-4　急性与亚急性感染性心内膜炎的比较

比较项目	急性	亚急性
中毒症状	明显	轻
病程	进展迅速，数天或数周引起瓣膜破坏	数周至数月
感染迁移	多见	少见
病原体	金黄色葡萄球菌	草绿色链球菌

（六）实验室及其他检查

1.常规检验

（1）尿常规检查：可有镜下血尿和轻度蛋白尿，肉眼血尿提示肾梗死。

（2）血常规检查：亚急性者正常色素、正常细胞性贫血较常见，90%以上红细胞沉降率增快，白细胞计数正常或轻度升高。急性者白细胞计数增高，有明显核左移。

2.血培养和药物敏感试验

血培养和药物敏感试验是诊断感染性心内膜炎的最重要方法，药物敏感试验可为治疗提供依据。近期未接受过抗生素治疗的患者血培养阳性率可高达95%以上。

3.超声心动图检查

可探测出赘生物，发病前后的超声心动图检查可显示原发的心脏病变及赘生物所引起的瓣膜和心脏功能损害。经胸壁超声可检出50%～75%的赘生物。经食管超声可检出<5 mm的赘生物，敏感性高达95%以上。赘生物≥10 mm时，易发生动脉栓塞。

(七)心理、社会评估

本病治疗时间长,并有累及多个脏器的可能,患者和家属往往焦虑不安,尤其是患者一旦出现某些并发症,更加紧张和焦虑,患者和家属因不能预测疾病后果而惶惶不安,急切希望药到病除,故能积极配合治疗。

二、人工瓣膜心内膜炎和静脉药瘾者心内膜炎

(一)人工瓣膜心内膜炎

发生于人工瓣膜置换术后 60 天以内者为早期人工瓣膜心内膜炎,60 天以后发生者为晚期人工瓣膜心内膜炎。早期者常为急性暴发性起病,约 1/2 的致病菌为葡萄球菌,表皮葡萄球菌多于金黄色葡萄球菌;其次为革兰氏阴性杆菌和真菌。晚期者以亚急性表现常见,致病菌以链球菌最常见,其次为葡萄球菌。除赘生物形成外,常致人工瓣膜部分破裂、瓣周漏、瓣环周围组织和心肌脓肿。最常累及主动脉瓣。术后发热、出现心脏杂音、脾大或周围栓塞征,血培养出现同一种细菌阳性结果≥2 次,可诊断本病。预后不良,难以治愈。

(二)静脉药瘾者心内膜炎

多见于年轻男性。致病菌最常来源于皮肤,其中金黄色葡萄球菌为主要致病菌,其次为链球菌、革兰氏阴性杆菌和真菌。大多累及正常心瓣膜,三尖瓣受累占 50%以上,其次为主动脉瓣和二尖瓣。急性发病者多见,常伴有迁移性感染灶。亚急性表现多见于有感染性心内膜炎史者。年轻伴右心金黄色葡萄球感染者病死率在 5%以下,而左心革兰氏阴性杆菌和真菌感染者预后不良。

三、感染性心内膜炎患者的护理

(一)主要护理诊断及医护合作性问题

1.体温过高

与感染有关。

2.营养失调

与食欲下降、长期发热导致机体消耗过多有关。

3.焦虑

与发热、出现并发症、疗程长或病情反复发作有关。

4.潜在并发症

栓塞、心力衰竭。

（二）护理目标

患者体温恢复正常，心功能改善，活动耐力增加；营养改善，抵抗力增强；焦虑减轻，未发生并发症或发生后被及时控制。

（三）护理措施

1.一般护理

(1)休息与活动：急性感染性心内膜炎患者应卧床休息，限制活动，保持环境安静，空气新鲜，减少探视。亚急性者，可适当活动，但应避免剧烈运动及情绪激动。

(2)饮食：给予清淡、高热量、高蛋白、高维生素、低胆固醇、易消化的半流质食物，补充营养和水分。有心力衰竭者，适当限制钠盐的摄入。注意变换饮食口味，鼓励患者多饮水，做好口腔护理，以增进食欲。

2.病情观察

(1)观察体温及皮肤黏膜变化：每4～6小时测量体温一次，准确绘制体温曲线，以反映体温动态变化，判断病情进展及治疗效果。评估患者有无皮肤瘀点、指(趾)甲下线状出血、Osler结节等皮肤黏膜病损。

(2)栓塞的观察：注意观察脑、肾、肺、脾和肢体动脉等栓塞的表现。脑栓塞出现神志和精神改变、失语、偏瘫或抽搐等表现；肾栓塞出现腰痛、血尿等表现；肺栓塞发生突然胸痛、呼吸困难、发绀和咯血等表现；脾栓塞出现左上腹剧痛；肢体动脉栓塞有肢体变白或发绀、皮肤温度降低、动脉搏动减弱或消失等表现。有变化及时报告医师并协助处理。

(3)发热护理：高热患者应卧床休息，注意病室的温度和相对湿度适宜。给予冰袋物理降温或温水擦浴等，准确记录体温变化。出汗较多时可在衣服和皮肤之间垫上柔软毛巾，便于潮湿后及时更换，增强舒适感，并防止因频繁更衣而导致患者受凉。保证被服干燥清洁，以增加舒适感。

(4)用药护理：抗微生物药物治疗是最重要的治疗措施。遵医嘱给予抗生素治疗，观察用药效果。坚持大剂量、全疗程、长时间的抗生素治疗，严格按照时间点用药，以确保维持有效的血药浓度。注意保护静脉，可使用静脉留置针，避免多次穿刺而增加患者的痛苦。注意观察药物的不良反应。

(5)正确采集血培养标本：告诉患者暂时停用抗生素和反复多次采血培养的必要性，以取得患者的理解与配合。①未经治疗的亚急性患者，应在第一天每间隔1小时采血1次，共3次。如第二天未见细菌生长，重复采血3次后，开始进行抗生素治疗。②用过抗生素者，停药 2～7 天后采血。③急性患者应在入院后立即安排采血，在 3 小时内每隔 1 小时采血 1 次，共取 3 次血液标本后，按医嘱进行治疗。本病的菌血症为持续性，无须在体温升高时采血。每次采血量 10～20 mL 做需氧和厌氧菌培养，至少应培养 3 周。

(6)心理护理：由于发热、感染不易控制、疗程长，甚至出现并发症，患者常出现低落情绪和恐惧心理，应加强与患者的沟通，耐心解释治疗目的与意义，安慰鼓励患者，给予心理支持，使其积极配合治疗。

第四章

消化系统疾病的护理

第一节 慢性胃炎

慢性胃炎是由各种病因引起的胃黏膜慢性炎症。以国际上新悉尼系统的分类方法，将慢性胃炎分为浅表性（又称非萎缩性）、萎缩性和特殊类型三大类。慢性浅表性胃炎是指不伴有胃黏膜萎缩性改变、胃黏膜层见以淋巴细胞和浆细胞为主的慢性炎性细胞浸润的慢性胃炎，幽门螺杆菌感染是此类慢性胃炎的主要病因。慢性萎缩性胃炎是指胃黏膜已发生了萎缩性改变的慢性胃炎，常伴有肠上皮化生。慢性萎缩性胃炎又可再分为多灶萎缩性胃炎和自身免疫性胃炎两大类。特殊类型胃炎种类很多，由不同病因所致，临床上较少见，如感染性胃炎、化学性胃炎等。

慢性胃炎是一种常见病，其发病率在各种胃病中居首位。男性稍多于女性。随年龄增长其发病率逐渐增高。自身免疫性胃炎在我国仅有少数个案报道。由幽门螺杆菌引起的慢性胃炎呈世界范围分布，我国属于幽门螺杆菌高感染率国家，估计人群中幽门螺杆菌的感染率达 40%～70%。绝大部分的幽门螺杆菌感染都会引起胃黏膜炎症，且感染后机体一般难以将其清除而变成慢性感染。

一、病因与发病机制

(一)幽门螺杆菌感染

目前认为幽门螺杆菌感染是慢性浅表性胃炎最主要的病因，其机制如下。

(1)幽门螺杆菌具有鞭毛结构，可在胃内黏液层中自由活动，并依靠其黏附素与胃黏膜上皮细胞紧密接触，直接侵袭胃黏膜。

(2)幽门螺杆菌所分泌的尿素酶，能分解尿素产生氨气，中和胃酸，既形成了有利于幽门螺杆菌定居和繁殖的中性环境，又损伤了上皮细胞膜。

(3)幽门螺杆菌能产生细胞毒素使上皮细胞空泡变性，造成黏膜损害和炎症。

(4)幽门螺杆菌的菌体胞壁还可作为抗原诱导自身免疫反应。

(二)饮食和环境因素

流行病学资料显示，饮食中含高盐和缺乏新鲜蔬菜、水果与慢性胃炎的发生密切相关。幽门螺杆菌感染增加了胃黏膜对环境因素损害的易感性。

(三)自身免疫

自身免疫性胃炎以富含壁细胞的胃体黏膜萎缩为主。壁细胞损伤后能作为自身抗原刺激机体的免疫系统而产生相应的壁细胞抗体和内因子抗体，破坏壁细胞，使胃酸分泌减少乃至缺失，还可影响维生素 B_{12} 吸收，导致恶性贫血。

(四)物理及化学因素

长期饮浓茶、烈酒、咖啡，食用过热、过冷、过于粗糙的食物，可损伤胃黏膜；服用大量非类固醇类抗炎药可破坏黏膜屏障；各种原因引起的十二指肠液反流，因其中的胆汁和胰液等会削弱胃黏膜的屏障功能，使其易受胃酸-胃蛋白酶的损害。

二、病理

在慢性胃炎中，若炎性细胞(主要是浆细胞、淋巴细胞)浸润仅局限于胃小凹和黏膜固有层的表层，胃腺体则完整无损，称为慢性浅表性胃炎。若有中性粒细胞浸润，显示有活动性炎症，称为慢性活动性胃炎，多提示存在幽门螺杆菌感染。病变发展累及腺体，腺体萎缩、消失，胃黏膜变薄，并常伴肠化生，称为慢性萎缩性胃炎。慢性胃炎进一步发展，胃上皮或化生的肠上皮在再生过程中发育异常，可形成异型增生(又称不典型增生)，异型增生被认为是胃癌的癌前病变。

不同类型胃炎的病理改变在胃内的分布不同。幽门螺杆菌引起的慢性胃炎，炎症呈弥漫性分布，但以胃窦为重；多灶萎缩性胃炎的萎缩和肠化生呈多灶性分布，多起始于胃小弯，逐渐波及胃窦，继而胃体；自身免疫性胃炎的萎缩和肠化生主要局限在胃体。

三、临床表现

(一)症状

大多无症状，部分有上腹痛或不适、食欲缺乏、饱胀、嗳气、反酸、恶心和呕吐等消化不良的表现。少数可有少量上消化道出血。一些患者可出现明显畏食、贫血和体重减轻，见于自身免疫性胃炎。

(二)体征

可有上腹部轻压痛。

四、实验室及其他检查

(一)胃镜及胃黏膜活组织检查

这是最可靠的诊断方法。在充分活检基础上以病理学诊断明确病理类型，并可检测幽门螺杆菌。

(二)幽门螺杆菌检测

可通过侵入性(如快速尿素酶测定、组织学检查和幽门螺杆菌培养等)和非侵入性(如^{14}C或^{13}C尿素呼气试验、粪便幽门螺杆菌抗原检测及血清学定性检测抗幽门螺杆菌 IgG 抗体)方法检测。

(三)血清学检查

患有自身免疫性胃炎时，抗壁细胞抗体和抗内因子抗体可呈阳性，血清胃泌素水平明显升高。患有多灶萎缩性胃炎时，血清胃泌素水平正常或偏低。

(四)胃液分析

患有自身免疫性胃炎时，胃酸缺乏；患有多灶萎缩性胃炎时，胃酸分泌正常或偏低。

^{13}C尿素呼气试验是检测人类胃中幽门螺杆菌是否存在的一种非侵入性检查方法。其原理是幽门螺杆菌具有较强的尿素酶，它能分解胃中的尿素，当摄入稳定同位素^{13}C所标记的尿素后，^{13}C尿素即在尿素酶作用下，分解为氨气和$^{13}CO_2$，$^{13}CO_2$被小肠上段吸收后，进入血液循环，并随呼气排出，分析呼气中的^{13}C就可诊断该细菌的存在与否。此检查方法可靠，敏感性和特异性都>95%，尤其适用于幽门螺杆菌感染的流行病学调查和幽门螺杆菌相关性胃炎抗幽门螺杆菌治疗前后的检查与随访。^{14}C尿素呼气试验中^{14}C没有^{13}C稳定，有少量放射性，^{13}C尿素没有放射性，由于是稳定性核素，对人体无损害。

五、诊断

(一)疼痛：腹痛

与胃黏膜炎症性病变有关。

(二)营养失调,低于机体需要量

与畏食、消化吸收不良等有关。

(三)焦虑

与病情反复发作、病程迁延有关。

六、护理措施

(一)一般护理

1.休息与活动

伴有贫血时适当休息,平时进行适当的锻炼,以增强机体抗病能力。

2.合理饮食

以高营养、易消化、丰富的新鲜蔬菜水果为饮食原则。避免摄入过咸、过甜、过辣的刺激性食物。避免长期饮浓茶、烈酒、咖啡,避免食用过热、过冷、过于粗糙的食物。

(二)用药护理

根除幽门螺杆菌治疗适用于下列有幽门螺杆菌感染的慢性胃炎患者:①有明显异常的慢性胃炎者,如胃黏膜有糜烂、中至重度萎缩及肠化生、异型增生者;②有胃癌家族史者;③伴糜烂性十二指肠炎者;④消化不良症状经常规治疗效果差者。

目前,多采用的治疗方案为一种胶体铋剂或一种质子泵抑制剂加上两种抗菌药物,见表4-1。如常用枸橼酸铋钾,每次240 mg,每天2次,与阿莫西林(每次500～1000 mg,每天2次)及甲硝唑(每次200 mg,每天4次)3药联用,2周为1个疗程。抗菌药物还有克拉霉素(甲红霉素)、呋喃唑酮等。遵医嘱给患者以清除幽门螺杆菌感染治疗时,注意观察药物的疗效及不良反应。

表4-1　根除幽门螺杆菌的三联疗法方案

PPI或胶体秘	抗菌药物
PPI常规剂量的倍量/天	克拉霉素500～1000 mg/d
(如奥美拉唑40 mg/d)	阿莫西林1000～2000 mg/d
枸橼酸铋钾480 mg/d	甲硝唑800 mg/d
(选择一种)	(选择两种)
上述剂量分两次服,疗程7天	

枸橼酸铋钾为常用制剂,因其在酸性环境中方起作用,故宜餐前半小时服

用。服枸橼酸铋钾过程中可使齿、舌变黑,可用吸管直接吸入。部分患者服药后出现便秘和粪便变黑,停药后可自行消失。少数患者有恶心、一过性血清转氨酶升高等症状,极少数出现急性肾衰竭症状。

在阿莫西林服用前应询问患者有无青霉素过敏史,应用过程中注意有无迟发性变态反应的出现,如皮疹。

甲硝唑可引起恶心、呕吐等胃肠道反应,应在餐后半小时服用,并可遵医嘱用甲氧氯普胺、维生素 B_{12} 等拮抗。

根据病因给予对症处理。如因非类固醇类抗炎药引起,应停药并给予抗酸药,如由胆汁反流引起,可用氢氧化铝凝胶来吸附,或予以硫糖铝及胃动力药以中和胆盐,防止反流。氢氧化铝凝胶应在饭后 1 小时和睡前服用,服用片剂时应嚼服,乳剂给药前应充分摇匀。抗酸药应避免与奶制品同时服用,因两者相互作用形成络合物。酸性的食物及饮料不宜与抗酸药同服。氢氧化铝凝胶能阻碍磷的吸收,引起磷缺乏症,表现为食欲缺乏、软弱无力等症状,甚至可导致骨质疏松。长期服用还可引起严重便秘、代谢性碱中毒与钠潴留,甚至造成肾损害。服用镁制剂则易引起腹泻。硫糖铝片宜在进餐前 1 小时服用,可有便秘、口干、皮疹、眩晕、嗜睡等不良反应,因其含糖量较高,糖尿病患者应慎用。不能与多酶片同服,以免降低两者的效价。有胃动力学改变者,可服用多潘立酮、西沙必利等药物。胃黏膜异型增生的治疗除给予上述积极治疗外,关键在于定期随访。对已明确的重度异型增生患者可选择行预防性内镜下胃黏膜切除术。

(三)心理护理

及时了解患者心理,耐心解释患者疑虑,尤其是有异型增生的患者,常因担心恶变而恐惧,应消除患者的焦虑、恐惧心理,使其能够乐观、积极地配合治疗。护理人员应主动安慰患者,说明本病经过正规治疗是可以逆转的。对于异型增生者,经严密随访,即使有恶变,及时进行手术治疗也可获得满意的疗效。

第二节　消化性溃疡

消化性溃疡主要指发生在胃和十二指肠的慢性溃疡,即胃溃疡(gastric ulcer,GU)和十二指肠溃疡(duodenal ulcer,DU)。溃疡的黏膜缺损超过黏膜肌层，不同于糜烂。我国消化性溃疡患病率在近十多年来开始呈下降趋势。本病中年最为常见，DU 多见于青壮年，而 GU 多见于中老年，后者发病高峰比前者约迟 10 年。男性患病比女性较多。临床上，DU 比 GU 多见，两者之比为(2～3)∶1，但有地区差异，在胃癌高发区 GU 所占的比例有所增加。

一、病因

(一)幽门螺杆菌

幽门螺杆菌是消化性溃疡的重要病因。幽门螺杆菌可造成胃十二指肠黏膜的上皮细胞受损和强烈的炎症反应，损害了局部黏膜的防御-修复机制。

(二)非类固醇类抗炎药

非类固醇类抗炎药(nonsteroidal anti-inflammatory drugs，NSAIDs)是引起消化性溃疡的另一个常见病因。大量研究资料显示，在长期服用 NSAIDs 患者中 10%～25%可发现胃或十二指肠溃疡，有 1%～4%患者发生出血、穿孔等溃疡并发症。NSAIDs 引起的溃疡以 GU 较 DU 多见。溃疡形成及其并发症发生的风险除与服用 NSAIDs 种类、剂量、疗程有关外，尚与高龄、同时服用抗凝血药、糖皮质激素等因素有关。NSAIDs 通过削弱黏膜的防御和修复功能从而导致消化性溃疡。NSAIDs 和幽门螺杆菌是引起消化性溃疡发病的两个独立因素。

(三)胃酸/胃蛋白酶对黏膜自身的消化

消化性溃疡的最终形成是由胃酸/胃蛋白酶对黏膜自身消化作用所致。因胃蛋白酶活性是 pH 依赖性的，在 pH>4 时便失去活性。因此，在探讨消化性溃疡发病机制时主要考虑胃酸是溃疡形成的直接原因。胃酸的这一损害作用一般只有在正常黏膜防御和修复功能遭受破坏时才能发生。

(四)其他因素

(1)吸烟：吸烟者消化性溃疡发病率比不吸烟者高，吸烟影响溃疡愈合和促进溃疡复发。

(2)遗传：消化性溃疡的家族史可能是幽门螺杆菌感染的“家庭聚集”现象；O 型血胃上皮细胞表面表达更多黏附受体而有利于幽门螺杆菌定植。遗传因素的作用尚有待进一步研究。

(3)急性应激可引起应激性溃疡。长期精神紧张、过劳，易使溃疡发作或加重，情绪应激可能是主要诱因。

(4)胃十二指肠运动异常：研究发现部分 DU 患者胃排空增快，这可使十二指肠球部酸负荷增大；部分 GU 患者有胃排空延迟，这可增加十二指肠液反流入胃的量，加重胃黏膜屏障损害。胃肠运动障碍一般不是原发病因，但可加重幽门螺杆菌或 NSAIDs 对黏膜的损害。

简言之，消化性溃疡是一种多因素疾病，其中幽门螺杆菌感染和服用 NSAIDs 是已知的主要病因，溃疡发生是黏膜侵袭因素和防御因素失平衡的结果，胃酸在溃疡形成中起关键作用。

二、病理

DU 多发生在球部，前壁比较常见；GU 多在胃角和胃窦小弯。溃疡一般为单个，也可多个，呈圆形或椭圆形。DU 直径多＜10 mm，GU 要比 DU 稍大。亦可见到直径＞2 cm 的巨大溃疡。溃疡边缘光整、底部洁净，由肉芽组织构成，上面覆盖有灰白色或灰黄色纤维渗出物。活动性溃疡周围黏膜常有炎症水肿。溃疡浅者累及黏膜肌层，深者达肌层甚至浆膜层，血管溃破时引起出血，穿破浆膜层时引起穿孔。溃疡愈合时有周围黏膜炎症、水肿消退，边缘上皮细胞增生覆盖溃疡面，其下的肉芽组织纤维转化，变为瘢痕，瘢痕收缩使周围黏膜皱襞向其集中。

三、发病机制

在正常生理情况下，胃、十二指肠黏膜经常接触有强侵蚀力的胃酸和在酸性环境下被激活、能水解蛋白质的胃蛋白酶。此外，还经常受摄入的各种有害物质的侵袭，但却能抵御这些侵袭因素的损害，维持黏膜的完整性。这是因为胃、十二指肠黏膜具有一系列防御和修复机制。目前认为，胃、十二指肠黏膜的这一完善而有效的防御和修复机制，足以抵抗胃酸/胃蛋白酶的侵蚀。一般而言，只有当某些因素损害了这一机制才可能发生胃酸/胃蛋白酶侵蚀黏膜，从而导致溃疡形成。

四、临床表现

（一）主要症状

（1）慢性过程，病史可达数年至数十年。

（2）周期性发作，发作与自发缓解相交替，发作期可为数周或数月，缓解期亦长短不一，短者数周、长者数年；发作常有季节性，多在秋冬或冬春之交发病，可因情绪不良或过劳而诱发。

（3）发作时上腹痛呈节律性，表现为空腹痛即餐后 2～4 小时或（及）午夜痛，腹痛多在进食或服用抗酸药后有所缓解，典型节律性表现在 DU 多见。腹痛性质多为灼痛，亦可为钝痛、胀痛、剧痛或饥饿样不适感。多位于中上腹，可偏右或偏左。部分患者无上述典型表现的疼痛，而仅表现为无规律性的上腹隐痛或不适。但部分患者可无症状或症状较轻，故不被患者所注意。

（4）可有反酸、嗳气、上腹胀等症状。

表 4-2 为 GU 和 DU 上腹疼痛特点的比较。

表 4-2 GU 和 DU 上腹疼痛特点的比较

比较项目		GU	DU
相同点	慢性	病情可长达 6～7 年，有的长达 20 年或更长	
	周期性	发作-缓解周期性交替，以春、秋季发作多见	
	疼痛性质	多呈钝痛、灼痛、胀痛或饥饿样不适，一般为轻至中度持续性痛，可耐受	
不同点	疼痛部位	中上腹或在剑突下和剑突偏左	中上腹或在中上偏右处
	疼痛时间	常在餐后 1 小时内发生，经 1～2 小时后逐渐缓解，至下次用餐前自行消失	常发生在两餐之间，持续至下餐进食后缓解，故又称空腹痛、饥饿痛；部分患者于午夜出现疼痛称午夜痛
	疼痛规律	进食-疼痛-缓解	疼痛-进食-缓解

（二）体征

溃疡活动时上腹部可有局限性轻压痛，缓解期无明显体征。

（三）并发症

（1）出血：50％以上的消化道出血是由于消化性溃疡所致。出血是消化性溃疡最常见的并发症，DU 比 GU 容易发生。常因服用 NSAIDs 而诱发，部分患者（10％～25％）以上消化道出血为首发症状。

（2）穿孔：这是消化性溃疡最严重的并发症，见于 2％～10％的病例。消化性溃疡穿孔的后果有 3 种。①溃疡穿透浆膜层达腹腔致弥漫性腹膜炎，引起突发的剧烈腹痛，称游离穿孔；②溃疡穿透并与邻近实质性器官相连，往往表现为腹痛规律发生改变，变得顽固而持久，称为穿透性溃疡；③溃疡穿孔入空腔器官形成瘘管。

（3）幽门梗阻：见于 2％～4％的病例。大多由 DU 或幽门管溃疡引起。急性梗阻多由炎症水肿和幽门部痉挛所致，梗阻为暂时性，随炎症好转而缓解；慢性梗阻主要由于溃疡愈合后瘢痕收缩而呈持久性。幽门梗阻使胃排空延迟，患者可感上腹饱胀不适，疼痛于餐后加重，且有反复大量呕吐，呕吐物是呈酸腐味的宿食，大量呕吐后疼痛可暂缓解。严重频繁呕吐可致失水和低氯低钾性碱中毒，常继发营养不良。上腹饱胀和逆蠕动的胃型，以及空腹时检查胃内有振水音、抽出胃液量＞200 mL，是幽门梗阻的特征性表现。

(4)癌变：少数 GU 可发生癌变，癌变率＜1%，DU 则极少见。对有 GU 病史，年龄在 45 岁以上，经严格内科治疗 4～6 周症状无好转，粪便隐血试验持续呈阳性者，应怀疑是否癌变，需进一步检查和定期随访。

(四)临床特殊类型

(1)复合溃疡：指胃和十二指肠同时发生的溃疡。DU 往往先于 GU 出现。幽门梗阻发生率较高。

(2)幽门管溃疡：幽门管位于胃远端，与十二指肠交界，长约 2 cm。幽门管溃疡与 DU 相似，胃酸分泌一般较高。幽门管溃疡上腹痛的节律性不明显，对药物治疗反应较差，呕吐较多见，较易发生幽门梗阻、出血和穿孔等并发症。

(3)球后溃疡：DU 大多发生在十二指肠球部，发生在球部远段十二指肠的溃疡称球后溃疡。多发生在十二指肠乳头的近端。具有 DU 的临床特点，但午夜痛及背部放射痛多见，对药物治疗反应较差，较易并发出血。

(4)巨大溃疡：指直径＞2 cm 的溃疡。对药物治疗反应较差、愈合时间较慢，易发生慢性穿透或穿孔。

(5)老年人消化性溃疡：近年，老年人发生消化性溃疡的报道增多。临床表现多不典型，GU 多位于胃体上部甚至胃底部、溃疡常较大，易误诊为胃癌。

(6)无症状性溃疡：约 15%消化性溃疡患者可无症状，可见于任何年龄，以老年人较多见；NSAIDs 引起的溃疡近半数无症状。

五、辅助检查

(一)胃镜检查

胃镜检查是确诊消化性溃疡首选的检查方法。胃镜检查不仅可对胃十二指肠黏膜直接观察、摄像，还可在直视下取活组织做病理学检查及幽门螺杆菌检测。

(二)X 线钡餐检查

该检查适用于对胃镜检查有禁忌或不愿接受胃镜检查者。溃疡的 X 线征象有直接和间接两种。

(1)龛影是直接征象，对溃疡有确诊价值。

(2)局部压痛、十二指肠球部激惹和球部畸形、胃大弯侧痉挛性切迹均为间接征象，仅提示可能有溃疡。

（三）幽门螺杆菌检测

幽门螺杆菌检测应列为消化性溃疡诊断的常规检查项目。检测方法有2种。

（1）侵入性：通过胃镜检查取胃黏膜活组织进行检测，主要包括快速尿素酶试验、组织学检查和幽门螺杆菌培养。

（2）非侵入性：主要有^{14}C或^{13}C尿素呼气试验、粪便幽门螺杆菌抗原检测及血清学检查（定性检测血清抗幽门螺杆菌IgG抗体）。^{14}C或^{13}C尿素呼气试验常作为根除治疗后复查的首选方法。

（四）粪便隐血试验

粪便隐血试验阳性提示溃疡有活动，如GU患者持续呈阳性，应怀疑有癌变的可能。

六、护理措施

（一）一般护理

1.休息和活动

症状较重或有并发症时，应卧床休息。溃疡缓解期，应适当活动，工作宜劳逸结合，以不感到劳累和诱发疼痛为原则。

2.饮食护理

（1）饮食原则：①定时定量，以维持正常消化活动的节律，避免餐间零食和睡前进食，使胃酸分泌有规律。②少食多餐，少食可避免胃窦部过度扩张引起促胃液素分泌增加，以减少胃酸对病灶的刺激，多餐可使胃中经常保持适量的食物以中和胃酸，利于溃疡面的愈合。③细嚼慢咽，以减少对消化道过强的机械刺激，同时咀嚼还可增加唾液分泌，后者具有稀释和中和胃酸的作用。④食物选择应营养丰富、搭配合理、清淡、易于消化、刺激性小。各种食物应切细、煮软。可选择牛奶、鸡蛋、鱼及稍加碱的软米饭或米粥等偏碱性食物，脂肪摄取也应适量，避免进食生、冷、硬、粗纤维的蔬菜、水果，忌食生姜、生蒜、生萝卜、油炸食物及浓咖啡、浓茶和辣椒、酸醋。⑤进餐时避免情绪不安，精神紧张。

（2）营养状况监测：经常评估患者的饮食和营养状况。

（二）病情观察

1.病情监测

注意观察及详细了解患者疼痛的规律和特点，指导患者准备抑酸性食物（苏打饼干等)在疼痛前进食,或服用抑酸剂以防疼痛。也可采用局部热敷或针灸止痛等。监测生命体征及腹部体征的变化,以及时发现并纠正并发症。

2.帮助患者认识和祛除病因及诱因

(1)对服用 NSAIDs 者,应停药。

(2)对嗜烟酒者,应督促患者戒烟戒酒。

(三)并发症的护理

当发生急性穿孔和瘢痕性幽门梗阻时,应立即遵医嘱做好手术前准备。亚急性穿孔和慢性穿孔时,注意观察疼痛的性质。急性幽门梗阻时,做好呕吐物的观察与处理,指导患者禁食、禁水,行胃肠减压,保持口腔清洁,遵医嘱静脉补充液体,并做好解痉药和抗生素的用药护理。

(四)用药护理

遵医嘱对患者进行药物治疗,常用药物如下(表 4-3)。护理时注意观察药效及不良反应。

表 4-3 治疗消化性溃疡常用药物

药物种类	常用药物	常规治疗剂量
碱性抗酸剂	氢氧化铝、铝碳酸镁及其复方制剂	
H_2受体拮抗剂(H_2RA)	西咪替丁	800 mg 每晚 1 次或 400 mg 一天 2 次
	雷尼替丁	300 mg 每晚 1 次或 150 mg 一天 2 次
	法莫替丁	40 mg 每晚 1 次或 20 mg 一天 2 次
质子泵抑制剂(PPI)	奥美拉唑	20 mg 一天 1 次
	兰索拉唑	30 mg 一天 4 次
	泮托拉唑	40 mg 一天 1 次
胃黏膜保护剂	硫糖铝	1 g 一天 4 次
	枸橼酸铋钾	120 mg 一天 4 次
	米索前列醇	200 μg 一天 4 次

1.碱性抗酸药

如氢氧化铝凝胶等,应在饭后 1 小时和睡前服用。服用片剂时应嚼服,乳剂给药前应充分摇匀。抗酸药应避免与奶制品同时服用,因两者相互作用可形成络合物。酸性的食物及饮料不宜与抗酸药同服。氢氧化铝凝胶能阻碍磷的吸收,引起磷缺乏症,表现为食欲缺乏、软弱无力等症状,甚至可导致骨质疏松。长期大量服用还可引起严重便秘、代谢性碱中毒与钠潴留,甚至造成肾损害。如服用镁制剂则易引起腹泻。

2.H_2受体拮抗剂

应在餐中或餐后即刻服用，也可把一天剂量在睡前服用。如需同时服用抗酸药，则两药应间隔 1 小时以上服用。如用于静脉给药时应注意控制速度，速度过快可引起低血压和心律失常。西咪替丁对雄性激素受体有亲和力，可致男性乳腺发育、勃起功能障碍及性功能紊乱，肾脏是其排泄的主要部位，应用期间应注意患者肾功能。此外，少数患者还可出现一过性肝功能损害和粒细胞缺乏，亦可出现头痛、头晕、疲倦、腹泻及皮疹等反应，如出现上述反应应及时协助医师进行处理。药物可从母乳中排出，哺乳期应停止用药。

3.其他药物

奥美拉唑可引起头晕，特别是用药初期，应嘱患者用药期间避免开车或做其他必须注意力高度集中的事。硫糖铝片宜在每次进餐前 1 小时服用。可有便秘、口干、皮疹、眩晕和嗜睡等不良反应。因其含糖量较高，糖尿病患者应慎用。不能与多酶片同服，以免降低两者的效价。

（五）心理护理

及时了解并减轻各种焦虑，护理人员应关心患者，鼓励其说出心中的顾虑与疑问，护士应耐心倾听并给予解答。正确评估患者及家属对疾病的认识程度和心理状态。积极进行健康宣教，减轻不良心理反应。

第三节 上消化道出血

上消化道出血是指屈氏韧带以上的消化道，包括食管、胃、十二指肠和胰、胆道病变引起的出血，以及行胃空肠吻合术后的空肠病变的出血。上消化道出血是临床常见的严重的症状，常表现为呕血和黑便。

一、病因

（一）上胃肠道疾病

1.食管疾病和损伤

（1）食管疾病，如反流性食管炎、食管憩室炎、食管癌和食管消化性溃疡。

(2)食管物理性损伤,如食管贲门黏膜撕裂综合征,器械检查,食管异物,强酸、强碱或其他化学品引起的损伤。

2.胃、十二指肠疾病

消化性溃疡、Zolinger-Elison 综合征、急性糜烂出血性胃炎(常见病因有服用损伤胃黏膜的药物、过量饮酒等)、慢性胃炎、胃黏膜脱垂、胃癌或其他肿瘤、胃手术后病变如吻合口溃疡、吻合口或残胃黏膜糜烂、残胃癌、胃血管异常,以及其他病变如急性胃扩张、胃扭转、重度钩虫病等。

3.空肠疾病

胃肠吻合术后空肠溃疡、克罗恩病。

(二)门静脉高压引起食管胃底静脉曲张破裂出血

1.肝硬化

各种病因引起的肝硬化。

2.门静脉阻塞

门静脉炎、门静脉血栓形成、门静脉受邻近肿块压迫。

(三)上胃肠道邻近器官或组织的疾病

1.胆道出血

胆囊或胆管结石或癌症、胆道蛔虫症、术后胆总管引流管造成胆管受压坏死,肝癌、肝脓肿或肝动脉瘤破入胆道。

2.胰腺疾病

胰腺癌、急性胰腺炎并发脓肿溃破入十二指肠。

3.其他

主动脉瘤、肝或脾动脉瘤破裂入食管、胃或十二指肠,纵隔肿瘤或脓肿破入食管。

(四)全身性疾病

(1)血液病:白血病、再生障碍性贫血、血小板减少性紫癜、血友病、弥散性血管内凝血及其他凝血机制障碍。

(2)尿毒症。

(3)血管性疾病:动脉粥样硬化、过敏性紫癜等。

(4)风湿性疾病:结节性多动脉炎、系统性红斑狼疮等。

(5)应激相关胃黏膜损伤:严重感染、休克、创伤、手术、精神刺激、脑血管意外或其他颅内病变、肺源性心脏病、急性呼吸窘迫综合征、重症心力衰竭等应激状态下，发生急性糜烂出血性胃炎及应激性溃疡等急性胃黏膜损伤，统称为应激相关胃黏膜损伤。应激性溃疡可引起大出血。

(6)急性传染性疾病：肾综合征出血热、钩端螺旋体病、登革热和暴发型肝炎等。

二、临床表现

了解有无胃、十二指肠、食管疾病及肝硬化、胆道系统疾病病史；有无血液病及严重感染、休克、创伤、手术、精神刺激、脑血管意外等应激状态病史。

(一)呕血与黑便

呕血与黑便是上消化道出血的特征性表现。上消化道出血者均有黑便，但不一定有呕血。出血部位在幽门以上者常有呕血和黑便，在幽门以下者可仅表现为黑便。但出血量少、发展速度慢的幽门以上病变亦可仅见黑便，而出血量大、发展速度快的幽门以下病变可因血液反流入胃，引起恶心、呕吐而出现呕血。

呕血与黑便的颜色、性质亦与出血量和速度有关。呕血呈鲜红色或有血块提示出血量大且速度快，血液在胃内停留时间短，未经胃酸充分混合即呕出，如呕血呈棕褐色咖啡渣样，表明血液在胃内停留时间长，经胃酸作用形成正铁血红素。柏油样黑便，黏稠而发亮，是因血红蛋白中铁与肠内硫化物作用形成硫化铁。当出血量大且速度快时，血液在肠内推进快，粪便可呈暗红色甚至鲜红色，需与下消化道出血鉴别；反之，空肠、回肠的出血如出血量不大，在肠内停留时间较长，也可表现为黑便，需与上消化道出血鉴别。

(二)失血性周围循环衰竭

上消化道大量出血时，由于循环血容量急剧减少，静脉回心血量相应不足，导致心排血量降低，常发生急性周围循环衰竭，其程度轻重因出血量大小和失血速度快慢而异。患者可出现头昏、心悸、乏力、出汗、口渴和晕厥等一系列组织缺血的表现。

出血性休克早期体征有脉搏细速、脉压变小，血压可因机体代偿作用而正常甚至一时偏高，此时应特别注意血压波动，并予以及时抢救，否则血压将迅速下降。

呈现休克状态时，患者表现为面色苍白、口唇发绀、呼吸急促，皮肤湿冷，呈灰白色或有紫灰花斑，施压后褪色经久不能恢复，体表静脉塌陷，精神萎靡、烦躁不安，重者反应迟钝、意识模糊；收缩压＜80 mmHg，脉压＜25 mmHg，心率加快至＞120次/分。休克时尿量减少，若补足血容量后仍少尿或无尿，应考虑并发急性肾衰竭。

(三)发热

大量出血后,多数患者在24小时内出现发热,一般不超过38.5 ℃,可持续3～5天。发热机制可能与循环血容量减少、急性周围循环衰竭、导致体温调节中枢功能障碍有关,失血性贫血亦为影响因素之一。

(四)氮质血症

上消化道大量出血后,肠道中血液的蛋白质消化产物被吸收,引起血中尿素氮浓度增高,称为肠性氮质血症。血尿素氮多在一次出血后数小时上升,24～48小时达到高峰,一般不超过14.3 mmol/L,3～4天恢复正常。如患者血尿素氮持续增高超过3天,血容量已基本纠正且出血前肾功能正常,则提示有上消化道继续出血或再次出血。

出血导致周围循环衰竭,使肾血流量和肾小球滤过率减少,以致氮质潴留,是血尿素氮增高的肾前性因素。

如无活动性出血的证据,且血容量已基本补足而尿量仍少,血尿素氮不能降至正常,则应考虑是否因严重而持久的休克造成急性肾衰竭,或失血加重了原有肾病的肾损害而发生肾衰竭。

(五)血常规

上消化道大量出血后,均有急性失血性贫血。出血早期血红蛋白浓度、红细胞数与血细胞比容的变化可能不明显,经3～4小时后,因组织液渗入血管内,使血液稀释,才出现失血性贫血的血象改变。贫血程度取决于失血量、出血前有无贫血、出血后液体平衡状态等因素。出血24小时内网织红细胞即见增高,出血停止后逐渐降至正常,如出血不止则可持续升高。白细胞计数在出血后2～5小时升高,可达(10～20)$\times 10^9$/L,血止后2～3天恢复正常。肝硬化、脾功能亢进者白细胞计数可不升高。

三、辅助检查

(一)内镜检查

内镜检查是上消化道出血病因诊断的首选检查方法。出血后24～48小时内行急症内镜检查,可以直接观察出血部位,明确出血的病因,同时对出血灶进行止血治疗。胶囊内镜检查对排除小肠病变引起的出血有特殊价值。

(二)X线钡剂造影检查

对明确病因亦有价值。主要适用于不宜或不愿进行内镜检查者,内镜检查未能发现出血原因,需排除十二指肠降段以下的小肠段有出血病灶。由于活动性出血时胃内有积血,且患者处于抢救阶段不能配合,一般主张在出血停止且病情基本稳定数天后进行检查。

(三)其他检查

放射性核素扫描或选择性动脉造影检查如腹腔动脉、肠系膜上动脉造影帮助确定出血部位,适用于内镜及X线钡剂造影检查未能确诊而又反复出血者。不能耐受X线、内镜或动脉造影检查的患者,可做吞线试验,根据棉线有无沾染血迹及其部位,可以估计活动性出血部位。

四、护理措施

(一)一般护理

1.休息与活动

精神上的安静和减少身体活动有利于出血停止。少量出血者应卧床休息,可起身稍事活动,可上厕所排大、小便。但应注意有活动性出血时,患者常因有便意而至厕所,在排便时或便后起立时晕厥。指导患者坐起、站起时动作缓慢;出现头晕、心慌和出汗时立即卧床休息。大出血者绝对卧床休息,协助患者取舒适体位并定时变换体位,注意保暖,治疗和护理工作应有计划的集中进行,以保证患者的休息和睡眠。限制活动期间,协助患者完成个人日常生活活动。例如,进食、口腔清洁、皮肤清洁、排泄。卧床者特别是老年人和重症患者注意预防压疮。呕吐后及时漱口。排便次数多者注意肛周皮肤清洁和保护。

2.饮食护理

急性大出血伴恶心、呕吐者应禁食。少量出血无呕吐者,可进食温凉、清淡、流质食物,这对消化性溃疡患者尤为重要,因进食可减少胃收缩运动并可中和胃酸,促进溃疡愈合。出血停止后改为进食营养丰富、易消化、无刺激性半流质食物或软食,少量多餐,逐步过渡到正常饮食。

3.体位与保持呼吸道通畅

大出血时患者取平卧位并将下肢略抬高,以保证脑部供血。呕吐时头偏向一侧,防止窒息或误吸;必要时用负压吸引器清除气道内的分泌物、血液或呕吐物,保持呼吸道通畅,同时给予吸氧。

(二)治疗护理

大出血时立即建立静脉通道。配合医师迅速准确地实施输血、输液、止血及用药等抢救措施,并观察治疗效果及不良反应。输液开始宜快,必要时测定中心静脉压作为调整输液量和速度的依据。避免因输液、输血过多、过快而引起急性肺水肿,对老年患者和心肺功能不全者尤应注意。肝病患者忌用吗啡、巴比妥类药物,宜输新鲜血,因库存血含氨量高,易诱发肝性脑病。准备好急救用品、药物。

(三)病情监测

1.监测指标

(1)生命体征:有无心率加快、心律失常、脉搏细弱、血压降低、脉压变小、呼吸困难、体温不升或发热,必要时进行心电监护。

(2)精神和意识状态:有无精神疲倦、烦躁不安、嗜睡、表情淡漠、意识不清甚至昏迷。

(3)观察皮肤和甲床色泽,肢体温暖或是湿冷,周围静脉特别是颈静脉充盈情况。

(4)准确记录出入量,疑有休克时留置导尿管,测每小时尿量,应保持尿量>30 mL/h。

(5)观察呕吐物和粪便的性质、颜色及量。

(6)定期复查红细胞计数、血细胞比容、血红蛋白、网织红细胞计数、血尿素氮、大便隐血,以了解贫血程度、出血是否停止。

(7)监测血清电解质和血气分析的变化:急性大出血时,经由呕吐物、鼻胃管抽吸和腹泻,可丢失大量水分和电解质,应注意维持水、电解质和酸碱平衡。

2.周围循环状况的观察

周围循环衰竭的临床表现对估计出血量有重要价值,关键是动态观察患者的心率、血压。可改变体位测量心率、血压并观察症状和体征来估计出血量:先测平卧时的心率与血压,然后测由平卧位改为半卧位时的心率与血压,如改为半卧位即出现心率增快>10 次/分、血压下降幅度>15 mmHg、头晕、出汗甚至晕厥,则表示出血量大,血容量已明显不足。如患者烦躁不安、面色苍白、皮肤湿冷、四肢冰凉提示体循环血液灌注不足;而皮肤逐渐转暖、出汗停止则提示血液灌注好转。

3.出血量的估计

详细询问呕血和(或)黑便的发生时间、次数、量及性状,以便估计出血量和出血速度。

(1)粪便隐血试验阳性提示每天出血量超过 5 mL。

(2)出现黑便表明出血量在 50 mL 以上,1 次出血后黑便持续时间取决于患者排便次数,如每天排便 1 次,粪便色泽约在 3 天后恢复正常。

(3)胃内积血量达 250 mL 时可引起呕血。

(4)一次出血量在 400 mL 以下时,可因组织液与脾储血补充血容量而不出现全身症状。

(5)出血量超过 400 mL,可出现头晕、心悸和乏力等症状。

(6)出血量超过 1000 mL,临床即出现急性周围循环衰竭的表现,严重者引起失血性休克。

应该指出,呕血与排黑便的频率与量虽有助于估计出血量,但因呕血与黑便分别混有胃内容物及粪便,且出血停止后仍有部分血液储留在胃肠道内,故不能据此准确判断出血量。

4.继续或再次出血的判断

观察中出现下列迹象,提示有活动性出血或再次出血。

(1)反复呕血,甚至呕吐物由咖啡色转为鲜红色。

(2)黑便次数增多且粪质稀薄,色泽转为暗红色,伴肠鸣音亢进。

(3)周围循环衰竭的表现经补液、输血而未改善,或好转后又恶化,血压波动,中心静脉压不稳定。

(4)红细胞计数、血细胞比容、血红蛋白含量不断下降,网织红细胞计数持续增高。

(5)在补液足够、尿量正常的情况下,血尿素氮持续或再次增高。

(6)门静脉高压的患者原有脾大,在出血后常暂时缩小,如不见脾大恢复亦提示出血未止。

5.原发病的病情观察

例如,肝硬化并发上消化道大量出血的患者,应注意观察有无并发感染、黄疸加重、肝性脑病等。

(四)食管胃底静脉曲张破裂出血的特殊护理

除上述上消化道大量出血的基本护理措施外,本病患者的特殊护理措施如下。

1.潜在并发症

常存在的潜在并发症首先是血容量不足。

(1)饮食护理:活动性出血时应禁食。止血后1~2天渐进高热量、高维生素流质食物,限制钠和蛋白质摄入,避免进食粗糙、坚硬、刺激性食物,且应细嚼慢咽,防止损伤曲张静脉而再次出血。

(2)用药护理:血管升压素可引起腹痛、血压升高、心律失常、心肌缺血,甚至发生心肌梗死,故滴注速度应准确,并严密观察不良反应。患有冠心病的患者忌用血管升压素。

(3)三(四)腔二囊管的应用与护理:熟练地操作和插管后的密切观察及细致护理是达到预止血效果的关键。插管前仔细检查,确保食管引流管、胃管、食管囊管、胃囊管通畅并分别做好标记,检查两气囊无漏气后抽尽囊内气体,备用。协助医师为患者作鼻腔、咽喉部局部麻醉,经鼻腔或口腔插管至胃内。插管至65 cm时抽取胃液,检查管端确在胃内,并抽出胃内积血。先向胃囊注气150~200 mL,至囊内压约6.7 kPa(50 mmHg)并封闭管口,缓缓向外牵引管道,使胃囊压迫胃底部曲张静脉。如单用胃囊压迫已止血,则食管囊不必充气。如未能止血,继向食管囊注气约100 mL至囊内压约5.3 kPa(40 mmHg)并封闭管口,使气囊压迫食管下段的曲张静脉。管外端以绷带连接0.5 kg沙袋,经牵引架作持续牵引。将食管引流管、胃管连接负压吸引器或定时抽吸,观察出血是否停止,并记录引流液的性状、颜色及量。经胃管冲洗胃腔,清除积血方可减少氨在肠道内的吸收,以免血氨增高而诱发肝性脑病。

出血停止后,放松牵引,放出囊内气体,保留管道继续观察24小时,未再出血可考虑拔管,对昏迷患者亦可继续留置管道用于注入流质食物和药液。拔管前口服液状石蜡20~30 mL,润滑黏膜及管、囊的外壁,抽尽囊内气体,以缓慢、轻巧的动作拔管。气囊压迫一般以3~4天为限,继续出血者可适当延长。

留置管道期间,定时做好鼻腔、口腔的清洁,用液状石蜡润滑鼻腔、口唇。床旁置备用三(四)腔二囊管、血管钳及换管所需用品,以便紧急换管时用。

留置气囊管给患者以不适感,有过插管经历的患者尤其易出现恐惧或焦虑感,故应多巡视、陪伴患者,解释本治疗方法的目的和过程,加以安慰和鼓励,取得患者的配合。

2.有受伤的危险

创伤、窒息、误吸与气囊压迫使食管胃底黏膜长时间受压、气囊阻塞气道、血液或分泌物反流入气管有关。

(1)防创伤:留置三(四)腔二囊管期间,定时测量气囊内压力,以防压力不足而不能止血,或压力过高而引起组织坏死。气囊充气加压12~24小时应放松牵引，放气 15～30 分钟，如出血未止，再注气加压，以免食管胃底黏膜受压时间过长而发生糜烂、坏死。

(2)防窒息：当胃囊充气不足或破裂时，食管囊和胃囊可向上移动，阻塞于喉部而引起窒息，一旦发生应立即抽出囊内气体，拔出管道。对昏迷患者应密切观察有无突然发生的呼吸困难或窒息表现。必要时约束患者双手，以防烦躁或神志不清的患者试图拔管而发生窒息等意外。

(3)防误吸：应用四腔管时可经食管引流管抽出食管内积聚的液体，以防误吸引起吸入性肺炎；三腔管无食管引流管腔，必要时可另插一管进行抽吸。床旁置备弯盘、纸巾，供患者及时清除鼻腔、口腔分泌物，并嘱患者勿咽下唾液等分泌物。

(五)心理护理

向患者解释安静休息有利于止血，关心、安慰患者。经常巡视，陪伴患者，使其有安全感。解释各项检查的目的及操作方法、治疗措施，听取并解答患者或家属的提问，以减轻他们的疑虑。

第四节　肝　硬　化

肝硬化是一种由不同病因引起的慢性进行性弥漫性肝病。病理特点为广泛的肝细胞变性坏死、再生结节形成、结缔组织增生，致使正常肝小叶结构破坏和假小叶形成。临床可有多系统受累，主要表现为肝功能损害和门静脉高压，晚期出现消化道出血、肝性脑病、感染等严重并发症。在我国，肝硬化是常见疾病和主要死因之一。本病占内科总住院人数的 4.3%～14.2%。

一、病因与发病机制

引起肝硬化的病因很多，我国最为常见的是病毒性肝炎，国外则以酒精中毒性肝炎居多。

(一)病毒性肝炎

主要为乙型病毒性肝炎，其次为丙型肝炎，或乙型加丁型重叠感染，甲型和戊型一般不发展为肝硬化。

（二）日本血吸虫病

我国长江流域血吸虫病流行区多见。反复或长期感染血吸虫病者，虫卵及其毒性产物在肝脏汇管区刺激结缔组织增生，导致肝纤维化和门脉高压，称为血吸虫病性肝纤维化。

（三）酒精中毒

长期大量饮酒者，乙醇及其中间代谢产物（乙醛）直接引起酒精性肝炎，并发展为肝硬化，酗酒所致的长期营养失调也对肝脏起一定损害作用。

（四）药物或化学毒物

长期服用双醋酚丁、甲基多巴等药物，或长期反复接触磷、砷、四氯化碳等化学毒物，可引起中毒性肝炎，最终演变为肝硬化。

（五）胆汁淤积

持续存在肝外胆管阻塞或肝内胆汁淤积时，高浓度的胆汁酸和胆红素损害肝细胞，导致肝硬化。

（六）循环障碍

慢性充血性心力衰竭、缩窄性心包炎、肝静脉或下腔静脉阻塞等使肝脏长期淤血，肝细胞缺氧、坏死和结缔组织增生，最后发展为肝硬化。

（七）遗传性或代谢性疾病

由于遗传性或代谢性疾病，某些物质或其代谢产物沉积于肝，造成肝损害，并可致肝硬化，如肝豆状核变性、血色病、半乳糖血症和 α_1-抗胰蛋白酶缺乏症。

（八）营养失调

食物中长期缺乏蛋白质、维生素、胆碱等，以及慢性炎症性肠病，可引起营养不良和吸收不良，降低肝细胞对致病因素的抵抗力，成为肝硬化的直接或间接病因。

此外，部分病例发病原因难以确定，称为隐源性肝硬化，其中部分病例与无黄疸型病毒性肝炎，尤其是丙型肝炎有关。自身免疫性肝炎可发展为肝硬化。各种病因引起的肝硬化，其病理变化和发展演变过程是基本一致的。特征为广泛肝细胞变性坏死、结节性再生、弥漫性结缔组织增生和假小叶形成。上述病理变化造成肝内血管扭曲、受压、闭塞而致血管床缩小，肝内门静脉、肝静脉和肝动脉小分支之间发生异常吻合而形成短路，导致肝内血液循环紊乱。这些严重的肝内血液循环障碍，是形成门静脉高压的病理基础，且使肝细胞营养障碍加重，促使肝硬化病变进一步发展。

二、临床表现

（一）病史

病毒性肝炎病史；长江流域血吸虫病流行区居住史；长期大量饮酒史；长期服用双醋酚丁、甲基多巴等药物史，或长期反复接触磷、砷、四氯化碳等化学毒物史；慢性充血性心力衰竭、缩窄性心包炎等肝静脉或下腔静脉阻塞史；肝豆状核变性、血色病、半乳糖血症和 α_1-抗胰蛋白酶缺乏症等遗传性和代谢性疾病史；长期营养失调病史。

（二）症状

肝硬化的病程发展通常比较缓慢，可隐伏 3～5 年或更长时间，分为代偿期和失代偿期。

1.代偿期

早期症状轻，以乏力、食欲缺乏为主要表现，可伴有恶心、厌油腻、腹胀、上腹隐痛及腹泻等情况。症状常因劳累或伴发病而出现，经休息或治疗可缓解。患者营养状况一般或消瘦，轻度肝大，质地偏硬，可有轻度压痛，轻至中度脾大。肝功能多在正常范围内或轻度异常。

2.失代偿期

(1)肝功能减退。

全身症状和体征：一般状况与营养状况均较差，乏力、消瘦、不规则低热、面色灰暗黝黑(肝病面容)、皮肤干枯粗糙、水肿、舌炎、口角炎等。

消化道症状：食欲减退甚至畏食、进食后上腹饱胀不适、恶心、呕吐、稍进油腻肉食易引起腹泻，因腹腔积液和胃肠积气而腹胀不适。肝细胞有进行性或广泛性坏死时可出现黄疸。

出血倾向和贫血：常有鼻出血、牙龈出血、皮肤紫癜和胃肠出血等倾向，由肝合成凝血因子减少、脾功能亢进和毛细血管脆性增加所致。贫血可由缺铁、缺乏叶酸、缺维生素 B_{12} 或脾功能亢进等因素引起。

内分泌失调：①雌激素增多、雄激素和糖皮质激素减少，肝对雌激素的灭活功能减退，故体内雌激素增多。雌激素增多时，通过负反馈抑制腺垂体分泌促性腺激素及促肾上腺皮质激素的功能，致雄激素和肾上腺糖皮质激素减少。雌激素与雄激素比例失调，男性患者常有性欲减退、睾丸萎缩、毛发脱落及乳房发育等症状；女性患者可有月经失调、闭经、不孕等症状。部分患者出现蜘蛛痣，主要分布在面颈部、上胸、肩背和上肢等上腔静脉引流区域；手掌大小鱼际和指端腹侧部位皮肤发红称为肝掌。肾上腺皮质功能减退，表现为面部和其他暴露部位皮肤色素沉着。②醛固酮和抗利尿激素增多、肝功能减退时对醛固酮和抗利尿激素的灭活作用减弱，致体内醛固酮及抗利尿激素增多。醛固酮作用于远端肾小管，使钠重吸收增加；抗利尿激素作用于集合管，使水的重吸收增加。水钠潴留导致尿少、水肿，并促进腹腔积液形成。

(2)门静脉高压。

脾大：门静脉高压致脾静脉压力增高，脾淤血而肿大，一般为轻、中度大，有时可为巨脾。上消化道大量出血时，脾脏可暂时缩小，待出血停止并补足血容量后，脾脏再度增大。晚期脾大常伴有对血细胞破坏增加，使周围血中白细胞、红细胞和血小板计数减少，称为脾功能亢进。

侧支循环的建立和开放：正常情况下，门静脉系与腔静脉系之间的交通支很细小，血流量很少。门静脉高压形成后，来自消化器官和脾脏的回心血液流经肝脏受阻，使门腔静脉交通支充盈扩张，血流量增加，建立起侧支循环。临床上重要的侧支循环如下。①食管下段和胃底静脉曲张，主要是门静脉系的胃冠状静脉和腔静脉系的食管静脉、奇静脉等沟通开放，常有恶心、呕吐、咳嗽和负重等，使腹内压突然升高，或因粗糙食物机械损伤、胃酸反流腐蚀损伤时，导致曲张静脉破裂出血，出现呕血、黑便及休克等表现。②腹壁静脉曲张，由于脐静脉重新开放，与附脐静脉、腹壁静脉等连接，在脐周和腹壁可见迂曲静脉以脐为中心向上及下腹壁延伸。③痔核形成，为门静脉系的直肠上静脉与下腔静脉系的直肠中、下静脉吻合扩张形成，破裂时引起便血。

腹腔积液：这是肝硬化肝功能失代偿期最为显著的临床表现。腹腔积液出现前常有腹胀，以饭后明显。有大量腹腔积液时腹部隆起，腹壁绷紧发亮，患者行动困难，可发生脐疝，膈抬高，出现呼吸困难、心悸。部分患者伴有胸腔积液。腹腔积液形成的因素如下。①门静脉压力增高：使腹腔脏器毛细血管床静水压增高，组织间液回吸收减少而漏入腹腔。②低蛋白血症：指血浆清蛋白＜30 g/L，肝功能减退使清蛋白合成减少及蛋白质摄入和吸收障碍，低蛋白血症时血浆胶体渗透压降低，血管内液外渗。③肝淋巴液生成过多：肝静脉回流受阻时，肝内淋巴液生成增多，超过胸导管引流能力，淋巴管内压力增高，使大量淋巴液自肝包膜和肝门淋巴管渗出至腹腔。④抗利尿激素及继发性醛固酮增多，引起水钠重吸收增加。⑤肾脏因素：有效循环血容量不足致肾血流量减少，肾小球滤过率降低，排钠和排尿量减少。

早期肝脏增大，表面尚平滑，质中等硬；晚期肝脏缩小，表面可呈结节状，质地坚硬；一般无压痛，但在肝细胞进行性坏死或并发肝炎和肝周围炎时可有压痛与叩击痛。

(三)并发症

1.上消化道出血

上消化道出血为本病最常见的并发症。由于食管下段或胃底静脉曲张破裂,引起突然大量的呕血和黑便,常引起出血性休克或诱发肝性脑病,病死率高。

2.感染

由于患者抵抗力低下,门、腔静脉侧支循环开放等因素,增加细菌入侵繁殖机会,易并发感染如肺炎、胆道感染、自发性腹膜炎等。自发性腹膜炎是指无任何邻近组织炎症的情况下发生的腹腔积液的细菌性感染。其主要原因是肝硬化时单核-吞噬细胞的噬菌作用减弱,肠道内细菌异常繁殖并经由肠壁进入腹膜腔,以及带菌的淋巴液漏入腹腔引起感染,致病菌多为革兰氏阴性杆菌。患者可出现发热、腹痛、腹胀、腹膜刺激征、腹腔积液迅速增长或持续不减,少数病例发生中毒性休克。

3.肝性脑病

肝性脑病是晚期肝硬化最严重的并发症。

4.原发性肝癌

肝硬化患者短期内出现肝脏迅速增大、持续性肝区疼痛、腹腔积液增多且为血性、不明原因的发热等,应考虑并发原发性肝癌,需做进一步检查。

5.功能性肾衰竭

功能性肾衰竭又称肝肾综合征,主要是由于肾血管收缩和肾内血液重新分布,导致肾皮质血流量和肾小球滤过率下降等因素引起。一般表现为少尿或无尿、氮质血症、稀释性低钠血症和低尿钠,但肾无明显器质性损害。

6.电解质和酸碱平衡紊乱

出现腹腔积液或其他并发症后,患者电解质紊乱趋于明显。①低钠血症:长期低钠饮食致原发性低钠,长期利尿和大量放腹腔积液等导致钠丢失,抗利尿激素增多使水潴留超过钠潴留而致稀释性低钠;②低钾低氯血症与代谢性碱中毒:进食少、呕吐、腹泻、长期应用利尿剂或高渗葡萄糖液、继发性醛固酮增多等可引起低钾低氯,而低钾低氯血症可致代谢性碱中毒,诱发肝性脑病。

三、实验室及其他检查

(一)血常规检查

代偿期多正常,失代偿期常有不同程度的贫血。脾功能亢进时白细胞和血小板计数亦减少。

(二)尿常规检查

代偿期正常,失代偿期可有蛋白尿、血尿和管型尿。有黄疸时可出现尿胆红素,并有尿胆原增加。

(三)肝功能试验

代偿期正常或轻度异常,失代偿期多有异常。重症患者血清胆红素增高,胆固醇酯低于正常。转氨酶轻、中度增高,一般以丙氨酸氨基转移酶(ALT)增高较显著,但肝细胞严重坏死时天门冬氨酸氨基转移酶(AST)活力常高于ALT。血清总蛋白正常、降低或增高,但清蛋白降低,球蛋白增高,清蛋白/球蛋白比例降低或倒置;在血清蛋白电泳中,清蛋白减少,γ球蛋白显著增高。凝血酶原时间会有不同程度延长。因纤维组织增生,血清Ⅲ型前胶原肽、透明质酸等常显著增高。肝储备功能试验如氨基比林、吲哚菁绿清除试验示不同程度潴留。

(四)免疫功能检查

血清IgG显著增高;T细胞数常低于正常;可出现抗核抗体、抗平滑肌抗体等非特异性自身抗体;病因为病毒性肝炎者,乙型、丙型或乙型加丁型肝炎病毒标记可呈阳性反应。

(五)腹腔积液检查

一般为漏出液。并发自发性腹膜炎、结核性腹膜炎或癌变时,腹腔积液的性质会发生相应变化。

(六)影像学检查

X线钡餐检查示食管静脉曲张者钡剂在黏膜上分布不均,显示虫蚀样或蚯蚓状充盈缺损,纵行黏膜皱襞增宽;胃底静脉曲张时钡剂呈菊花样充盈缺损。超声显像可显示肝大小和外形改变,脾大、门脉高压症时可见门静脉、脾静脉直径增宽,有腹腔积液时可见液性暗区。CT和MRI检查可显示肝脾形态改变、腹腔积液。放射性核素检查可见肝摄取核素稀疏,脾核素浓集等。

(七)纤维内镜检查

可直视静脉曲张及其分布和程度。

(八)腹腔镜检查

可直接观察肝脾情况,在直视下对病变明显处进行穿刺做活组织检查。

四、护理措施

(一)一般护理

1.休息和活动

代偿期患者宜适当减少活动、避免劳累、保证休息,失代偿期患者出现并发症时需卧床休息。

2.饮食护理

以高热量、高蛋白(肝性脑病除外)和维生素丰富而易消化的饮食为原则。盐和水的摄入视病情调整。有腹腔积液者应进低盐或无盐饮食,钠限制在每天500～800 mg(氯化钠1.2～2.0 g),进水量限制在每天1000 mL左右。应向患者介绍各种食物的成分。例如,高钠食物有咸肉、酱菜、酱油、罐头食品、含钠味精等,应尽量少食用;含钠较少的食物有粮谷类、瓜茄类、水果等;含钾多的食物有水果、硬壳果、马铃薯、干豆、肉类等。评估患者有无不恰当的饮食习惯而加重水钠潴留,切实控制钠和水的摄入量。限钠饮食常使患者感到食物淡而无味,可适量添加柠檬汁、食醋等,改善食品的调味,以增进食欲。禁酒,忌用对肝有损害药物。有食管静脉曲张者避免进食粗糙、坚硬的食物。避免损伤曲张静脉,食管胃底静脉曲张者应食菜泥、肉末、软食,进餐时细嚼慢咽,咽下的食团宜小且外表光滑,切勿混入糠皮、硬屑、鱼刺、甲壳等,药物应磨成粉末,以防损伤曲张的静脉导致出血。

(二)体液过多的护理

1.休息和体位

多卧床休息,卧床时尽量取平卧位,以增加肝、肾血流量,改善肝细胞的营养,提高肾小球滤过率。可抬高下肢,以减轻水肿。阴囊水肿者可用托带托起阴囊,以利水肿消退。大量腹腔积液者卧床时可取半卧位,以使膈肌下降,有利于进行呼吸运动,减轻呼吸困难和心悸。

2.避免腹内压骤增

大量腹腔积液时,应避免使腹内压突然剧增的因素。例如,剧烈咳嗽、打喷嚏和用力排便等。

3.用药护理

使用利尿剂时应特别注意维持水、电解质和酸碱平衡。利尿速度不宜过快,以每天体重减轻≤0.5 kg为宜。

4.病情监测

观察腹腔积液和下肢水肿的消长，准确记录出入量，测量腹围、体重，并教会患者正确的测量和记录方法。进食量不足、呕吐、腹泻者，或遵医嘱应用利尿剂、放腹腔积液后更应密切观察。监测血清电解质和酸碱度的变化，以及时发现并纠正水、电解质和酸碱平衡紊乱，防止肝性脑病、功能性肾衰竭发生。

5.腹腔穿刺放腹腔积液的护理

术前说明注意事项，测量体重、腹围、生命体征，排空膀胱以免误伤；术中及术后监测生命体征，观察有无不良反应；术毕用无菌敷料覆盖穿刺部位，如有溢液可用吸收性明胶海绵处置；术毕缚紧腹带，以免腹内压骤然下降；记录抽出腹腔积液的量、性质和颜色，标本及时送检。

(三)活动无耐力护理

肝硬化患者的精神、体力状况随病情进展而减退，疲倦乏力、精神不振症状逐渐加重，严重时衰弱而卧床不起。应根据病情适当安排休息和活动。代偿期患者无明显的精神、体力减退，可参加简单工作，避免过度疲劳；失代偿期患者以卧床休息为主，但过多的躺卧易引起消化不良、情绪不佳，故应视病情安排适量的活动，活动量以不感到疲劳、不加重症状为度。

(四)有皮肤完整性受损风险的护理

肝硬化患者常有皮肤干燥、水肿等表现，有黄疸时可因皮肤瘙痒、长期卧床等因素，易发生皮肤破损和继发感染。除常规的皮肤护理、预防压疮措施外，应注意沐浴时避免水温过高或使用有刺激性的皂类和沐浴液，沐浴后可使用性质柔和的润肤品，以减轻皮肤干燥和瘙痒；皮肤瘙痒者给予止痒处理，嘱患者勿用手抓搔，以免皮肤破损。

(五)心理护理

及时了解并减轻患者的焦虑情绪。护理人员应关心患者，鼓励其说出心中的顾虑与疑问，并给予耐心倾听和解答。

第五章

泌尿系统疾病的护理

第一节　急性肾小球肾炎

急性肾小球肾炎(acute glomerulonephritis，AGN)简称急性肾炎，是一组起病急，以血尿、蛋白尿、水肿和高血压为特征的肾脏疾病，可伴有一过性肾损害。

一、病因与诱因

链球菌感染为主要病因，其他细菌、病毒和寄生虫的感染也可为致病因素。

二、相关病理生理

急性肾小球肾炎常发生于β溶血链球菌引起的上呼吸道感染或皮肤感染后。链球菌的细胞壁成分或某些分泌蛋白刺激机体产生抗体，形成循环免疫复合物沉积于肾小球或原位免疫复合物种植于肾小球而最终发生免疫反应引起双肾脏弥漫性炎症。病理类型为毛细血管内增生性肾炎，呈弥漫性病变，以肾小球系膜细胞及内皮细胞为主，但肾小球病变不明显。

三、临床表现

急性肾炎发病前常有前驱感染，潜伏期为1～3周，起病急，病情轻重不一，预后大多较好。

(一)尿液改变

尿量减少，出现蛋白尿和血尿(常为首发症状)。

(二)水肿

水肿也常为首发症状，见于80%以上的患者，多表现为晨起眼睑水肿，可伴双下肢水肿，重者可出现全身水肿、腹腔积液和胸腔积液。

(三)高血压

80%的患者出现一过性的轻、中度高血压,可随尿量增加,水钠潴留减轻而恢复正常。

(四)肾功能异常

部分患者因尿量减少可出现一过性轻度氮质血症,随尿量增加可恢复正常,极少数患者可出现急性肾衰竭。

(五)并发症

心力衰竭、高血压脑病和急性肾衰竭。

四、辅助检查

(一)尿液检查

几乎所有患者均有镜下血尿,尿蛋白多为+～++。

(二)抗链球菌溶血素"O"抗体(ASO)测定

ASO 滴度可见升高。

(三)血清补体测定

可检测总补体及补体 C3 的动态变化。

(四)肾功能检查

可有一过性尿素氮升高。

五、护理措施

(一)休息与活动

急性期要绝对卧床休息,待血压恢复正常、水肿消退、肉眼血尿消失后方可逐步增加活动量。

(二)病情观察

观察水肿的部位、特点、程度及消长情况,定期测量胸围、腹围、体重,有利于治疗效果的评估及判断有无胸腔积液、腹腔积液的出现等,或作为调整输入量和速度、饮水量及利尿剂用量的依据。记录 24 小时出入量,监测尿量变化,监测生命体征,尤其是血压。观察有无心力衰竭、高血压脑病的表现,密切监测实验室检查结果。

（三）饮食护理

急性期的患者严格限制钠的摄入，以减轻水肿和心脏负荷。每天摄入食盐量1～2 g，水肿消退、血压下降，病情好转后可逐渐恢复正常饮食。有氮质血症时限制蛋白入量，给予足够的热量和维生素。尿量减少时注意控制水和钾的摄入。

（四）皮肤护理

保持皮肤清洁，防止皮肤破溃与感染。勿用力过大清洁皮肤，避免擦伤皮肤。重度水肿者避免肌内注射，应采取静脉途径保证药物准确及时输入。静脉穿刺时严格消毒皮肤，穿刺点不在各层组织的同一部位。定期观察水肿部位和皮肤情况，注意有无破溃、发红现象，及时处理异常情况。

（五）预防感染

保持环境清洁，定期空调消毒，定时开门窗通风换气，保持室内温度和相对湿度合适。尽量减少病区探访人次，限制上呼吸道感染者探访。病区的地板、桌子要用消毒水清洁。

（六）用药护理

注意观察应用利尿剂的疗效和不良反应。

（七）心理护理

多关心体贴患者，及时解答患者及家属的各种疑问，指导其保持乐观心态及稳定的情绪。

第二节　肾病综合征

肾病综合征是指由不同病因所致的以大量蛋白尿（尿蛋白≥3.5 g/d）、低蛋白血症（血浆清蛋白≤30 g/L）、水肿及高脂血症为主要临床表现的一类肾小球疾病。其中大量蛋白尿、低蛋白血症是诊断该综合征所必需的条件。

一、病因

肾病综合征根据病因可分为原发性和继发性两类。一般排除继发性病因的即为原发性肾病综合征。常见的继发性原因有糖尿病肾病、系统性红斑狼疮肾炎、乙型肝炎病毒相关性肾炎、肾淀粉样变性及骨髓瘤性肾病。中青年以结缔组织病、感染、药物引起的肾病综合征常见，而老年人则以代谢性疾病和新生物引起的肾病综合征常见。

二、病理

以微小病变型肾病、膜性肾病、系膜增生性肾小球肾炎、局灶节段性肾小球硬化及系膜毛细血管性肾炎为常见。

三、发病机制

本病主要的发病机制为免疫介导性炎症反应，在发病过程中又有非免疫因素参与。

四、临床表现

肾病综合征作为一组临床综合征，一般具有共同的临床表现、病理生理和代谢变化，但是不同的病理类型又有各自不同的临床特点（表 5-1）。

表 5-1　不同病理类型肾病综合征的临床特点

病理类型	占原发性 NS 百分比	好发于	临床特点	对激素治疗敏感性
膜性肾病	20	中老年，男性	可伴镜下血尿，易发生血栓栓塞	早期敏感，晚期差
系膜增生性肾小球肾炎	30	青少年，男性	50％有前驱感染，IgA 肾病均有血尿，非 IgA 肾病 70％有血尿	与病理改变轻重有关，轻者敏感
系膜毛细血管性肾小球肾炎	10～20	青壮年，男性	均有血尿，血清 C3 持续降低	成人差
微小病变型肾病	10～20	儿童，男性	可伴有镜下血尿	敏感
局灶节段性肾小球硬化	5～10	青少年，男性	大量蛋白尿，可伴有不同程度血尿，高血压	顶端型敏感，塌陷型差

肾病综合征典型的临床表现如下。

（一）蛋白尿

血浆蛋白持续且较大量地从尿中丢失，是本病病理生理和临床表现的基础。尿中含有大量多种蛋白质成分，其中以血浆清蛋白为主。

(二)血浆蛋白浓度的改变

血浆清蛋白浓度降低是肾病综合征必备的第二个特征,其他血浆蛋白成分既可增加,也可减少,主要取决于丢失(尿蛋白丢失)与合成的平衡。但最终均导致机体抵抗力下降、血栓形成倾向及一系列代谢紊乱。

(三)高脂血症

主要表现为胆固醇、甘油三酯水平明显升高,同时伴有低密度脂蛋白和极低密度脂蛋白浓度升高,高密度脂蛋白正常或下降。

(四)水钠潴留与水肿

主要是血管外水钠潴留,即组织间液增加。由于血浆清蛋白降低,血浆胶体渗透压降低,水分由血液转移至组织间隙,导致凹陷性水肿。水肿程度一般与低蛋白血症的程度相一致,严重者可引起胸腔积液、腹腔积液、心包积液、颈部皮下水肿及纵隔积液以致呼吸困难。

(五)主要并发症

1.感染

发生的主要原因为血免疫球蛋白 IgG 水平下降,补体成分下降,白细胞功能下降,低铁蛋白、低锌血症及激素、免疫抑制剂的应用。

2.血栓栓塞

血栓栓塞是本病致死性并发症之一。最主要的血栓栓塞为肾静脉血栓及其脱落后形成的肺栓塞。导致血栓栓塞的主要原因为凝血、抗凝及纤溶因子变化,血液黏稠度增加,过度使用利尿剂和长期应用糖皮质激素等。

3.急性肾损伤

急性肾损伤也是肾病综合征容易引起的并发症之一。

4.蛋白质及脂肪代谢紊乱

体内各种蛋白质缺乏,将导致患者出现发育迟缓、微量元素缺乏和免疫力下降等;高脂血症将导致患者出现血栓栓塞及心血管并发症等。

五、辅助检查

(一)尿液检查

尿蛋白定性一般为(++＋～++++),24 小时尿蛋白定量超过 3.5 g,还可出现血尿、颗粒管型尿。

(二)血液检查

血浆清蛋白降低,血脂升高,肾功能可正常或降低。

(三)B 超检查

双侧肾脏可正常或缩小。

(四)肾活检

可明确病理类型。

六、治疗

本病的治疗原则为坚持规范化治疗与个体化治疗相结合,不同的疾病类型采用不同的治疗方案。对患者应注意全面治疗,既要纠正生理功能紊乱、减少并发症,又要注意保护肾功能。本病的治疗主要包括以下几个方面。

(一)蛋白尿的治疗

降低尿蛋白是本病治疗的核心环节。其主要用药为糖皮质激素(如醋酸泼尼松、泼尼松龙等)、细胞毒类药物(如环磷酰胺、苯丁酸氮芥等)或免疫抑制剂(如环孢素、他克莫司、来氟米特等)。

(二)针对全身病理生理改变的对症治疗

1.休息与活动

发病时以休息为主,缓解后可逐步增加活动量。

2.饮食治疗

应给予易消化、清淡、半流质饮食。水肿时应给予低盐、低脂、适量优质蛋白饮食,并注意微量元素的补充。

3.水肿的治疗

应根据患者不同的情况选择不同的措施,使患者缓慢地减轻水肿。一般患者于限盐及卧床休息之后即可达到利尿、消肿的目的。另外,还可以根据患者血容量充盈情况给予利尿剂、清蛋白等药物。使用糖皮质激素降尿蛋白早期也会有轻度利尿作用。

4.其他

降压、降脂及抗凝等治疗。

(三)保护肾功能

治疗过程中注意监测及保护肾功能。

(四)防治并发症

1.感染

一旦发生感染应立即选用对致病菌敏感、强效且无肾毒性的抗生素积极治疗。必要时可减少或停用激素。

2.血栓栓塞

血浆清蛋白<20 g/L时,一般可给予预防性抗凝治疗,如低分子肝素皮下注射、小剂量阿司匹林口服等;发生血栓栓塞时,及时给予局部或全身溶栓治疗,常用药有尿激酶、链激酶等。

3.急性肾损伤

采取的措施主要包括:①对利尿剂有效时,使用大剂量利尿剂。②利尿无效时,行血液透析。③治疗原发病。④口服碳酸氢钠碱化尿液。

七、护理措施

(一)一般护理

1.休息

凡有严重水肿、低蛋白血症者需卧床休息。待水肿消退、一般情况好转后,可起床活动。但卧床患者需经常变换体位,必要时应协助患者翻身。避免穿紧身衣裤,以防静脉淤血。卧床时需抬高水肿的肢体,以增加静脉回流,减轻水肿。

2.饮食护理

肾病综合征患者的饮食护理很重要,合理的饮食不仅可以减轻患者的现有症状,还可以减慢肾功能的下降速度,因此,应指导患者合理进食,其具体内容如下。

(1)优质蛋白质:应给予患者优质蛋白饮食,一般为1 g/(kg·d)。当肾功能下降时,应根据肌酐清除率的情况减少蛋白质的摄入量,一般为0.6~0.8 g/(kg·d)。

(2)充足的热量:应保证热量充足,一般≥126 kJ/(kg·d)。

(3)低脂肪:为减轻高脂血症,应少进食富含饱和脂肪酸的食物,多吃富含多聚不饱和脂肪酸的食物及富含可溶性纤维的食物等。

(4)限制钠盐:水肿时应低盐饮食,勿食腌制食品,每天钠盐摄入量以2~3 g为宜,有条件者也可选用无钠盐。

(5)控制入液量:严重水肿患者应限制水分的摄入,遵循"量出为入"的原则,即入液量=前1天24小时尿量+500 mL(人体不显性失水量)。

3.生活护理

指导并协助患者进行全身皮肤、口腔黏膜的清洁。保持水肿皮肤清洁、干燥,避免损伤,防止发生感染。

(二)病情观察

对于全身性水肿的患者,应准确记录24小时出入液量,并在相同条件下测量患者体重和腹围,以观察体内水钠潴留情况。观察有无并发感染、重度高血压、心力衰竭、急性肾损伤等征象。注意监测患者血浆清蛋白、总蛋白、前清蛋白等营养相关指标。

(三)水肿的护理

肾病综合征患者水肿较严重,易产生压疮及皮肤感染,严重者可并发败血症而死亡。因此,除采取一般的水肿护理措施外,还应积极采取各种措施保护患者皮肤,防止发生皮肤破溃、感染及压疮。

(1)皮肤感染者应立即给予抗生素静脉滴注,并给予中药如水调散等药物湿敷,并密切观察治疗效果。

(2)皮肤破溃、渗液者可根据情况给予以下护理措施:局部烤灯照射,每天2次,保持局部干燥;碘伏消毒并用无菌纱布覆盖;必要时可给予水胶体敷料保护。

(3)患者使用热水袋时,应嘱其用毛巾包好,避免烫伤皮肤。

(4)尽量避免肌内注射,可采用静脉途径给药,保证准确及时输入药物。

(5)静脉穿刺拔针后,用无菌干棉球按压穿刺部位,防止液体从针眼渗漏出来,注意无菌操作。

(四)用药护理

遵医嘱使用利尿剂、肾上腺糖皮质激素或免疫抑制剂时,应观察药物的疗效及可能出现的不良反应。

1.利尿剂

常用的如襻利尿剂(呋塞米),长期服用易导致低钾、低氯血症发生;而且呋塞米等强效利尿药有一定耳毒性,应避免与链霉素等氨基糖苷类抗生素同时使用。

2.糖皮质激素

长期服用糖皮质激素可导致医源性库欣综合征,应密切观察患者有无以下情况:①因水钠潴留而加重高血压;②低血钾的表现;③感染;④兴奋、失眠等精神症状；⑤骨质疏松、骨折、股骨头坏死等骨异常；⑥消化道溃疡、出血等消化道损伤；⑦血糖升高的类固醇性糖尿病；⑧毛细血管脆性增加，皮下瘀斑；⑨向心性肥胖、多毛、痤疮等。

服用糖皮质激素时应注意以下情况：①应在饭后服用，以减少对胃黏膜的刺激；②服用时间最好在早上 6～8 时，因这段时间正是人体内激素分泌高峰，此时服用可减轻激素的不良反应；③保证用量准确；④长期用药者应补充钙剂和维生素 D，以防发生骨质疏松。

3.细胞毒类药物

不良反应有骨髓抑制及中毒性肝炎，并可出现性腺抑制（尤其是男性性腺）、脱发及出血性膀胱炎。使用此类药物时注意多饮水，以促进药物从尿中排泄。

4.环孢素

不良反应较大，如肝毒性、高血压、高尿酸血症、多毛及牙龈增生等，停药后病情易复发。

5.中药

如雷公藤制剂，应注意其对血液系统、消化系统、生殖系统等的不良反应。

6.抗凝药

如肝素、双嘧达莫等抗凝药物，用药期间应注意观察患者有无瘀斑、瘀点等皮下出血的表现。

（五）并发症的观察与护理

1.积极预防感染

（1）观察患者有无体温升高、咳嗽及咳痰等呼吸道感染的症状；尿频、尿急、尿痛等泌尿系统感染的症状及皮肤的红、肿、热、痛等感染症状。

（2）保持病区环境清洁、舒适，定期做好病室的空气消毒，保持合适的温度、相对湿度，定时开放门窗进行通风换气。

（3）尽量减少病区的探访人次，对有上呼吸道感染者应限制探访。

（4）加强皮肤护理，防止皮肤破溃。

2.血栓栓塞

观察患者有无呼吸困难等肺栓塞的症状；观察有无肢体活动障碍及语言障碍等脑栓塞的症状；观察有无一侧或双侧下肢肿胀、疼痛等下肢静脉血栓的症状。除遵医嘱使用抗凝药物外，应指导患者适当活动，以防止下肢静脉血栓的形成。一旦发现患者有肺栓塞的症状时，应嘱患者绝对卧床休息，给予氧气吸入，并监测血氧饱和度及动脉血气的变化。

3.急性肾损伤

监测患者 24 小时尿量、肾功能、血电解质等指标，观察患者有无少尿、恶心、呕吐、呼吸困难、高血压等急性肾损伤的表现。一旦发现及时通知医师。

4.呼吸困难

对于因有大量胸腔积液、腹腔积液而导致呼吸困难者，应采取前倾坐位或半卧位，可使用枕头、靠背架或床边桌等支撑物，以自觉舒适为原则。避免盖被过厚或衣服过紧而加重胸、腹部压迫感。并遵医嘱给予低流量氧气吸入，观察氧疗后的效果，必要时进行血氧饱和度监测。

(六)心理护理

严重水肿、呼吸困难者，常烦躁不安、恐惧、焦虑甚至抑郁，因而医护人员应评估患者的心理状况。介绍疾病相关知识，使其保持情绪稳定，坚定其战胜疾病的信心。长期服用糖皮质激素的患者，常有精神亢奋、多言语、好动等症状，有些患者会因为形体的改变而产生焦虑的情绪。因此，应根据患者不同的情况给予相应的护理措施，经常与患者沟通，耐心倾听患者的诉说，并鼓励焦虑的患者表达内心想法，增强患者的信任感，建立良好的护患关系。

第三节　泌尿系统感染

泌尿系统感染，简称尿路感染，主要是由细菌、真菌等微生物在尿路异常繁殖所致的尿路急性或慢性炎症。临床表现多样化，其中以尿路刺激症状最为典型，即明显的尿频、尿急、尿痛，可伴有排尿不尽感及下腹坠痛感。

尿路感染是女性最常见的一种感染性疾病，已婚女性发病率较高。随着年龄的增长，男性及女性的发病率均有不同程度的升高。

一、分类

尿路感染有不同的分类方法：其中最常见的是依据感染部位不同分为上尿路(输尿管、肾盂、肾实质)感染和下尿路(尿道、膀胱)感染；依据有无基础疾病分为复杂性和单纯性尿路感染，前者一般有明显的基础疾病；依据有无症状分为有症状性尿路感染和无症状性尿路感染。

二、病因

(一)基本病因

尿路感染最常见的致病菌为细菌,其中最常见的为大肠埃希菌,其次为腐生葡萄球菌。近年,随着人口老龄化及抗生素和免疫制剂的广泛应用,致病菌谱发生了明显的变化,革兰氏阳性菌与真菌性尿路感染发病率上升,耐药甚至耐多药病原体呈明显增加的趋势。

(二)感染途径

上行感染是最常见的感染途径,大肠埃希菌常通过此途径引起尿路感染。其次为血行感染,主要以金黄色葡萄球菌、沙门菌、铜绿假单胞菌、假丝酵母菌多见。另外两种途径分别为直接感染和淋巴结感染。

(三)易感因素

泌尿道解剖或功能异常,如各种原因导致的尿路梗阻、泌尿系统畸形和结构的异常。各种有创性尿路系统操作也会使泌尿系统感染机会增加,临床最常见的是留置导尿管,其他如妊娠、糖尿病、高龄及免疫缺陷等均是尿路感染的危险因素。

三、临床表现

(一)常见不同类型尿路感染的临床表现

1.急性膀胱炎

尿路刺激征为最突出的表现,偶有明显的肉眼血尿,一般无全身感染症状。

2.急性肾盂肾炎

除尿路刺激征以外,往往伴有明显的全身感染症状,如体温升高、寒战、恶心等。此外,患者还可有一侧或两侧肋脊角或输尿管点的压痛或叩痛。

3.慢性肾盂肾炎

一般有急性肾盂肾炎的病史,可有间歇性低热、排尿不适、腰酸、腰痛及肾小管功能受损的表现,最后有可能发展为慢性肾衰竭。

4.无症状尿路感染

一般没有明显的临床表现,仅有尿培养结果的异常。

5.导管相关性尿路感染

导管相关性尿路感染是指留置导尿管或先前 48 小时内留置导尿管者发生的感染。

(二)并发症

主要为肾乳头坏死和肾周围脓肿，较少见，一般发生于糖尿病或复杂性尿路感染未及时治疗或治疗不当时。

1.肾乳头坏死

主要表现为全身感染症状，严重者出现败血症或急性肾衰竭。

2.肾周围脓肿

除原有症状外，表现为单侧腰痛，向健侧弯腰时疼痛。

四、辅助检查

(一)尿常规检查

尿液常浑浊，有异味，有白细胞尿、血尿、蛋白尿；尿沉渣镜检可有均一性红细胞尿，偶可见白细胞管型。

(二)尿液细菌学检查

清洁中段尿培养目前仍是临床常用的检测方法，一般培养结果为菌落计数$\geqslant 10^5$/mL。膀胱穿刺尿培养出细菌，是诊断尿路感染最准确的方法，但临床较少应用。

(三)其他尿液检查

尿白细胞排泄率检查、硝酸盐还原试验等，临床不常用。

(四)血液检查

急性肾盂肾炎时血常规检查示白细胞计数升高，核左移；患有慢性肾盂肾炎时肾功能示血肌酐升高。

(五)影像学检查

临床怀疑复杂性尿路感染时，可根据不同的情况选择B超、静脉肾盂造影、逆行造影、CT、MRI或放射性核素肾显像等检查。

五、治疗

尿路感染的治疗目的在于缓解现有临床症状、积极寻找病因、祛除诱发因素、预防和治疗全身感染症状，预防并发症。

(一)抗感染治疗

一般应先根据患者情况经验性选择抗生素，首选喹诺酮类抗生素，再根据细菌培养和药敏结果选择有效的抗生素。对于不同类型的泌尿系统感染给予不同的治疗时间。必要时联合用药。

(二)碱化尿液

常选用的药物为碳酸氢钠,口服。

(三)降温

对于高热患者可根据情况给予物理降温或药物降温。

六、护理措施

(一)一般护理

1.休息

急性期应绝对卧床休息,给予屈曲位,避免站立或坐直。为患者提供安静、舒适的休息环境,指导患者从事感兴趣的活动,以分散注意力,减轻尿路刺激征。

2.饮食指导

高热期应给予患者清淡、易消化、营养丰富的食物,尤其应注意水分的补充。无禁忌证的情况下应嘱患者多饮水,勤排尿。每天饮水量不低于 2000 mL,每天尿量在 2000 mL 以上,且每 2～3 小时排尿 1 次。

(二)病情观察

注意监测体温、尿液性状的变化及有无腰痛加剧等情况的发生。

(三)对症护理

1.高热的护理

高热患者应根据医嘱给予物理降温或药物降温。

2.疼痛的护理

可给予膀胱区热敷或按摩以减轻疼痛。

(四)用药护理

遵医嘱给予抗生素、碳酸氢钠等药物治疗时,应注意观察药物的疗效及不良反应,如患者服用磺胺类药物时应指导其多饮水,以减少结晶的形成。

(五)并发症的观察与护理

注意观察患者有无高热持续不退、腰痛加剧等情况,一旦发生,应立即通知医师。

第四节　慢性肾衰竭

慢性肾衰竭是指由各种慢性肾脏病导致的肾功能渐进性不可逆性减退，直至肾功能丧失，在此过程中出现的一系列症状、体征及代谢紊乱所组成的临床综合征。因此，应在慢性肾脏病不同的阶段采取相应的措施来延缓慢性肾衰竭的发生和发展，减少并发症的发生。

在21世纪，慢性肾衰竭已成为世界范围内继心血管疾病、肿瘤和糖尿病后严重威胁人类健康的一大公害。世界范围内需接受肾脏替代治疗的终末期肾脏病患者显著增多，不同国家、地区及人群的发生率不尽相同。目前，我国尚没有全国范围的终末期肾脏病发病率的流行病学资料。

一、病因

慢性肾衰竭是多种肾脏疾病晚期的最终结局。在我国原发性肾小球肾炎仍是导致肾衰竭的第一位病因，其中以IgA肾病最为常见，但糖尿病等代谢疾病导致的终末期肾病有逐年上升的趋势。

慢性肾衰竭进展速度在不同的基础疾病、疾病的不同时期及不同的个体患者之间存在差异。此过程中又受多种因素的影响，包括不可变因素及可变性因素。不可变因素包括年龄、性别、种族及遗传因素；可变性因素包括蛋白尿、高血压、肥胖、贫血、促红细胞生成素减少、高血糖、高血脂、吸烟、嗜酒、肾毒性药物及水、电解质和酸碱平衡紊乱等。

二、病理

终末期肾脏病的基本病理改变为肾小球硬化与肾间质纤维化，这两者无论是在生理情况下还是病理情况下均相互影响。

三、发病机制

深入认识慢性肾衰竭进展机制，延缓或阻断肾衰竭的进展，仍是肾脏病学界需迫切解决的问题与难点。目前，人们对于慢性肾衰竭进展的共同机制提出了不同假说。例如，肾小球的“三高”学说、细胞因子的作用等，但未完全阐明。

四、临床表现

慢性肾衰竭对机体各系统均可产生影响，临床表现多种多样，与导致肾衰竭的基础疾病的种类和肾功能下降的程度有关。但大多数患者均不可避免地进入终末期肾病，必须依赖肾脏替代治疗来延长生命。

（一）肾衰竭早期

大多数患者无主观症状，一般仅表现为原发病的临床表现或仅有乏力、腰酸、夜尿增多等轻度不适。

（二）肾衰竭中、晚期

随着肾功能的下降，体内各种毒素的积聚及水、电解质和酸碱平衡紊乱，患者将出现肾衰竭各种典型的临床表现，几乎累及全身各个系统及脏器。

1.消化系统

消化系统症状是慢性肾衰竭最早和最常见的症状。多表现为食欲缺乏、恶心、呕吐甚至消化性溃疡。

2.心血管系统

心血管系统症状是终末期肾脏病患者死亡的主要原因。主要表现为高血压、左心室肥大、动脉粥样硬化、心肌病变、心包炎、心包积液及心力衰竭。

3.血液系统

主要表现为不同程度贫血及出血倾向，如皮下瘀斑、鼻出血、女性月经过多及手术切口渗血等。

4.骨骼系统

主要表现为钙、磷等矿物质代谢及内分泌功能紊乱（如甲状旁腺激素分泌亢进）等，导致矿物质异常、骨病、血管钙化等临床综合征，即慢性肾脏病矿物质和骨异常，包括高转化性骨病（骨骼囊样缺损、骨质疏松）、低转化性骨病（包括骨软化症和骨再生不良）。长期透析的患者以高转化型骨病最常见。

5.皮肤表现

皮肤瘙痒常是慢性肾衰竭患者晚期，尤其是透析患者较常见的症状。其他表现还有皮肤色素沉着、干燥及大疱性丘疹等。

6.神经肌肉系统

中枢神经系统表现为认知功能障碍和肌痉挛。周围神经系统主要表现为多发性、非对称性、混合性感觉神经末梢和运动神经病变，尤其是感觉迟钝伴针刺感或烧灼感；自主神经病变的主要表现为男性勃起功能障碍，而长期血液透析患者则表现为心血管反应迟钝。

7.内分泌系统

最常见的表现为肾脏本身内分泌功能紊乱：1，25-$(OH)_2D_3$、促红细胞生成素产生和肾素-血管紧张素Ⅱ异常；糖耐量异常及胰岛素抵抗；下丘脑-垂体内分泌功能紊乱及其他内分泌功能异常。

8.水、电解质及酸碱平衡紊乱

主要表现为水肿或脱水、代谢性酸中毒以及离子如钠、钾、钙、磷、镁等的代谢紊乱。

9.营养物质代谢障碍

表现为糖耐量减低、高血脂及蛋白质营养不良等。

10.免疫功能低下

容易诱发各种感染性疾病，恶性疾病发病率增加。

五、辅助检查

(一)血液检查

血常规检查显示不同程度贫血；肾功能可见肌酐、尿素氮等升高；肝功能显示血浆清蛋白等降低；其他生化检查示离子紊乱、血脂异常等。

(二)尿常规检查

尿常规检查示各种管型、尿渗透压下降等。

(三)影像学检查

B超、CT、X线等检查均显示肾脏缩小。

六、治疗

慢性肾衰竭的治疗，应在治疗原发疾病的基础上，祛除导致肾功能恶化的不良因素以延缓肾功能下降的速度，在疾病的不同阶段采取不同的措施，做到早期诊断、早期治疗、早期透析，提高患者的生存质量。

(一)病因治疗

积极治疗原发疾病，如高血压、糖尿病、肾小球肾炎等，坚持长期合理治疗。

(二)保护残肾功能的治疗

1.控制血压

及时、有效地应用各种降压药物，使血压控制在理想范围内，一般$<$130/80 mmHg。

2.控制血糖

采取口服降糖药物或注射胰岛素的方法使血糖控制在理想范围内。

3.减少尿蛋白

控制患者24小时尿蛋白总量<0.5 g。

4.合理营养

在保证患者热量充足的前提下,给予患者优质低蛋白饮食配合α-酮酸等药物,防止患者出现营养不良。

5.保护残肾功能

根据情况给予患者血管紧张素转化酶抑制剂或血管紧张素Ⅱ受体拮抗剂类药物,以保护残肾功能。同时祛除各种加快肾功能下降速度的不利因素,如感染、妊娠、劳累等。

6.其他

积极纠正贫血,减少尿毒症毒素蓄积,戒烟,通过饮食控制及药物降低血脂等。

(三)对症治疗

1.纠正水、电解质及酸碱平衡紊乱

通过各种药物治疗同时配合饮食的调整,以纠正各种水、电解质及酸碱平衡的紊乱。如高血钾,应用各种降钾药物的同时应限制患者进食含钾高的食物。

2.治疗贫血

通过给予患者促红细胞生成素、铁剂、叶酸及维生素 B_{12} 等以纠正贫血。

3.治疗矿物质与骨异常

应用药物(如碳酸钙、醋酸钙、碳酸镧)餐中嚼服,以达到补钙降磷的目的,必要时应用 $1,25\text{-}(OH)_2D_3$ 补钙及治疗继发性甲状旁腺功能亢进。

4.治疗心力衰竭

一般可给予患者血管扩张剂减轻心脏后负荷,或通过利尿、超滤等方式清除体内多余的水分来减轻心力衰竭症状。

5.防治感染

必要时可应用抗生素预防感染。

6.肾脏替代治疗

这是终末期肾脏病患者最有效的治疗方式,包括血液透析、腹膜透析及肾移植。

七、护理措施

(一)一般护理

1.饮食护理

合理的饮食对于延缓肾功能的下降有非常重要的意义。饮食宜清淡、易消化、少量多餐,并制订合理的饮食计划,提高烹调技术,增加患者的食欲。

(1)蛋白质:在保证热量充足的前提下,每天应给予患者适量的蛋白质,一般为 0.6～0.8 g/(kg·d),必要时静脉补充必需氨基酸或口服 α-酮酸等药物,蛋白质仍以优质蛋白为主。提高碳水化合物的摄入量。适当补充各种维生素和微量元素,减少高磷食物的摄入。

(2)钠、钾和水。①钠的摄入:应根据体重、血压、尿量、血清钠等指标,并结合病情,调整钠的摄入量。有水肿、高血压和心力衰竭者应限制钠盐的摄入量,一般≤3 g/d。②钾的摄入:如尿量>1 L/d,不需限制饮食中的钾。多尿或排钾利尿剂的使用导致低钾血症时,可增加含钾高的食品或慎补钾盐。患高钾血症时应限制高钾食物的摄入。③水的摄入:有尿少、水肿、心力衰竭者,透析期间应严格控制进水量和输液量;如尿量>1 L/d,且无水肿者不宜限制水的摄入。

2.休息与活动

一般应卧床休息,但也应根据病情和活动耐力,适当的活动。

(1)病情较重或心力衰竭者应绝对卧床休息,并提供安静的休息环境,协助患者做好各项生活护理。

(2)严重贫血、有出血倾向及骨质疏松者应卧床休息,并告诉患者坐起、下床时动作宜缓慢,以免发生头晕,同时注意安全,避免皮肤受损或骨折等意外发生。

(3)长期卧床者应指导或帮助其进行适当的床上活动;指导其家属定时为患者进行被动的肢体活动,避免发生静脉血栓或肌肉萎缩。

(4)能起床活动者应鼓励其进行适当活动,如散步等力所能及的活动,但应有护理人员或家属陪伴,避免劳累和受凉。活动时以不出现心慌、气喘、疲乏为宜,一旦出现不适应暂停活动,卧床休息。

3.感染护理

注意患者体温变化,观察有无咳嗽、咳痰、尿路刺激征、尿液改变及白细胞计数升高等感染征象。正确做好痰液、尿液和血液等标本的采集。注意保暖,减少探视,避免与呼吸道感染者接触以防发生交叉感染。加强口腔护理和指导卧床患者有效排痰。因接受血液透析治疗,患者乙型肝炎和丙型肝炎的发病率要明显高于正常人，故对血液透析者要进行乙肝疫苗的接种，尽量减少血液制品的输入等。

(二)病情观察

密切监测与维持水平衡：准确记录 24 小时出入液量，坚持“量出为入”的原则。观察患者有无体液潴留现象。例如，每天测体重，如每天增加>0.5 kg，则提示补液过多；无感染征象者如出现心率快、呼吸加速和血压升高症状，也提示体液过多；如胸部 X 线摄片有肺充血征象时，则也可以提示体液潴留。密切监测与处理血清电解质、酸碱平衡失调，做到发现异常及时处理。情况允许时，可定期监测握力、上臂肌围、皮褶厚度和血清清蛋白等营养相关指标。

(三)对症护理

1.皮肤的护理

皮肤瘙痒者应勤剪指甲以免抓破皮肤，勤用温水擦洗，勤换内衣裤和被单，注意忌用刺激性强的肥皂、沐浴液和乙醇擦身。水肿者应按水肿的护理要求进行皮肤护理。必要时遵医嘱给予抗组胺类药和止痒剂，如炉甘石洗剂等。

2.恶心、呕吐的护理

恶心、呕吐被认为是慢性肾衰竭晚期最早出现和最常见的症状。

(1)呕吐处理：遵医嘱应用止吐药及其他治疗，促使患者逐步恢复正常的体力和饮食。

(2)补充水分和电解质：口服补液时，应少量多次饮用，以免引起恶心、呕吐。若口服补液未能达到所需补液量，需静脉输液以恢复机体的体液平衡状态。剧烈呕吐不能进食或严重水、电解质失衡者，则主要通过静脉补液给予纠正。

(3)生活护理：协助患者进行日常活动。患者呕吐时应帮助其坐起或侧卧，使其头偏向一侧，以免误吸。吐毕给予漱口，更换污染衣物、被褥，开窗通风以去除异味。

(4)安全护理：告知患者突然起身可能出现头晕、心悸等不适。

(5)应用放松技术：常用深呼吸、交谈、听音乐、阅读等方法转移患者的注意力，以减少呕吐的发生。

(6)心理护理：耐心解答患者及家属提出的问题，消除其紧张情绪，特别是与精神因素有关的呕吐患者；消除紧张、焦虑会促进食欲和消化能力，增强对治疗的信心及保持稳定的情绪均有益于缓解症状。必要时使用镇静药。

3.抽搐的护理

慢性肾衰竭晚期的患者常有抽搐发作。

(1)立即给予患者平卧位,头偏向一侧,解开患者领扣、腰带以减少呼吸道受压,摘下眼镜、手表、义齿等硬物。

(2)及时清除口腔内食物、呕吐物和分泌物,防止呼吸道阻塞。

(3)用软垫保护患者关节及头部,勿强行按压抽搐肢体,必要时用约束带适当约束,避免造成外伤。

(4)用牙垫或厚纱布置于患者口腔一侧上下磨牙间,防止咬伤。

(5)按压人中穴。

(6)遵医嘱给予患者镇静药静脉注射或静脉滴注,观察用药后的效果。

(7)及时记录,必要时给予心电监护。

(8)发作间歇期,保持病室安静,避免或减少诱因,防止意外的发生。

(四)用药护理

应注意观察各种药物的不良反应。

(1)应用促红细胞生成素者应注意观察有无头痛、高血压、高血凝等表现,有出血倾向者应密切观察有无鼻出血、皮肤出血等。

(2)使用利尿剂时应防止低钾血症。

(3)应用β受体阻滞剂(如酒石酸美托洛尔片)应注意观察有无心肌收缩力减弱、心动过缓、房室传导时间延长、支气管痉挛、低血糖和血脂升高等不良反应。

(4)应用钙通道阻滞剂(如硝苯地平控释片)应注意观察有无头痛、面部潮红、下肢水肿、心动过速等不良反应。

(5)应用血管紧张素转换酶抑制剂(如贝那普利)应注意观察有无刺激性干咳和血管性水肿等不良反应。

(五)心理护理

慢性肾衰竭作为一种不可逆性病变,具有病程长、预后差及病死率高的特点。尤其是终末期肾脏病患者常有恐惧、焦虑、抑郁甚至产生自杀的心理。因此,护士应经常与患者沟通,密切观察患者病情及心理变化,了解患者的发病原因及经过、性格特征、家庭社会背景及心理需求,提供与疾病相关的知识,鼓励患者积极参加社会活动,以尊重、支持和理解的态度对待患者,使患者感到被接纳、被关心,使其尽可能回归社会。

第六章

血液系统疾病的护理

第一节 白 血 病

白血病是一类造血干细胞的恶性克隆性疾病，因白血病细胞自我更新能力增强、增生失控、分化障碍、凋亡受阻而停滞在细胞发育的不同阶段。在骨髓和其他造血组织中，白血病细胞大量增生积聚，使正常造血受抑制并浸润其他器官和组织。根据白血病细胞的成熟程度和自然病程，将白血病分为急性和慢性两大类。在恶性肿瘤所致的病死率中，白血病居第 6 位(男性)和第 8 位(女性)，但在儿童及 35 岁以下成人中则居第 1 位。可能与病毒感染、自身免疫功能异常、X 线放射、苯及其衍生物、遗传因素等有关。

一、急性白血病

急性白血病(acute leukemia，AL)是造血干细胞的恶性克隆性疾病，发病时骨髓中异常的原始细胞及幼稚细胞大量增生并抑制正常造血，广泛浸润肝、脾、淋巴结等各种脏器。国际上常用的法美英 FAB 分类法将 AL 分为急性淋巴细胞白血病(acute lymphoblastic leukemia，ALL)和急性髓系白血病(acute myeloid leukemia，AML)。ALL 又分为 3 个亚型，包括 L1 型、L2 型和 L3 型。AML 又分为 8 个亚型，包括急性髓细胞白血病微分化型(M0)、急性粒细胞白血病未分化型(M1)、急性粒细胞白血病部分分化型(M2)、急性早幼粒细胞白血病(M3)、急性粒-单核细胞白血病(M4)、急性单核细胞白血病(M5)、急性红白血病(M6)和急性巨核细胞白血病(M7)。

(一)临床表现

AL 起病急缓不一。急性发作者可以表现为突然高热，也可以是严重出血。缓慢发作者常脸色苍白、皮肤紫癜、月经过多或拔牙后出血难止而在就医时被发现。

1.贫血

贫血常为首发症状，呈进行性加重，半数患者就诊时已为重度贫血。

2.发热

白血病本身能引起发热，但大多数由继发感染所致，主要表现为持续低热或高热甚至超高热，可伴畏寒、出汗等。感染可发生在各个部位，以口腔炎、牙龈炎、咽峡炎最常见。长期应用抗生素者，可出现真菌感染。

3.出血

出血可发生在全身各部位，以皮肤瘀点、瘀斑、鼻出血、牙龈出血、月经过多为多见。眼底出血可致视力障碍，严重者发生颅内出血而导致死亡，急性早幼粒细胞白血病易并发弥散性血管内凝血而出现全身广泛性出血。

4.器官和组织浸润的表现

淋巴结肿大和肝、脾大；胸骨下端局部压痛；部分 AML 可伴绿色瘤；牙龈增生、肿胀；皮肤出现蓝灰色斑丘疹；可引起中枢神经系统白血病；睾丸出现无痛性肿大，多为一侧性；肺、心、消化道、泌尿生殖系统等均可受累。

(二)辅助检查

1.血常规检查

大多数患者白细胞计数增多，也有部分白细胞计数正常或减少，有不同程度的正细胞性贫血，约 50%的患者血小板计数$<60\times10^9/L$，晚期血小板计数极度减少。

2.骨髓象检查

骨髓象检查是诊断 AL 的主要依据和必做检查。多数患者的骨髓象检查示增生明显活跃或极度活跃，以有关系列的原始细胞、幼稚细胞为主，若原始细胞占全部骨髓有核细胞的 30%以上，则可做出 AL 的诊断。

3.细胞化学检查

主要用于 ALL 与 AML 的诊断与鉴别诊断。

4.免疫学检查

通过针对白血病细胞表达的特异性抗原的检测，分析细胞所属系列、分化程度和功能状态，以区分 ALL 与 AML 及其各自的亚型。

5.染色体和基因改变

AL 常伴有特异的染色体和基因改变，并与疾病的发生、发展、诊断、治疗与预后关系密切。

6.血液生化检查

血清尿酸浓度升高，患者并发 DIC 时出现凝血异常，血清乳酸脱氢酶可升高。

（三）治疗

治疗原则是根据患者的细胞形态学、免疫学、细胞遗传学和分子遗传学分型结果及临床特点进行预后危险分层，按照患者意愿、经济能力，选择并设计最完整、系统的治疗方案。

1.对症支持治疗

（1）紧急处理高白细胞血症：一旦出现高白细胞血症（$>100\times10^9/L$）可使用血细胞分离机，单采清除过高的白细胞，同时给予化疗和水化。应预防高尿酸血症、酸中毒、电解质平衡紊乱和凝血异常等并发症。

（2）防治感染：发热时应及时查明感染部位及查找病原菌，使用有效抗生素。应用粒细胞集落刺激因子（G-CSF）可缩短粒细胞缺乏期。

（3）成分输血支持：严重贫血可吸氧，输浓缩红细胞，维持 Hb>80 g/L，但白细胞淤滞症时不宜立即输红细胞。血小板低者可输单采血小板悬液。

（4）防治高尿酸血症肾病：鼓励患者多饮水，最好 24 小时持续静脉补液，使每小时尿量>150 mL 并保持碱性尿，在化疗同时给予别嘌醇以抑制尿酸合成。当患者出现少尿和无尿时，应按急性肾衰竭处理。

2.抗白血病治疗

AL 治疗分为两个阶段，即诱导缓解和缓解后治疗。诱导缓解主要通过联合化疗，使患者迅速获得完全缓解：白血病的症状和体征消失，白细胞分类中无白血病细胞，骨髓象中相关系列的原始细胞与幼稚细胞之和≤5%。缓解后治疗主要方法为化疗和造血干细胞移植，诱导缓解获得完全缓解后，体内仍有残留的白血病细胞，称为微小残留病灶，必须进一步降低微小残留病灶，以防止复发、争取长期无病生存甚至治愈（无病生存持续 10 年以上）。常用化疗药物及不良反应见表 6-1。

表 6-1　白血病常见化疗药物及不良反应

药名	缩写	主要不良反应
甲氨蝶呤	MTX	口腔及胃肠道黏膜溃疡，肝损害，骨髓抑制
巯嘌呤	6-MP	骨髓抑制，胃肠反应，肝损害
氟达拉滨	FLU	神经毒性，骨髓抑制，自身免疫现象

续表

药名	缩写	主要不良反应
阿糖胞苷	Ara-C	消化道反应,肝功能异常,骨髓抑制
环磷酰胺	CTX	骨髓抑制,恶心呕吐,脱发,出血性膀胱炎
苯丁胺氮芥	CLB	骨髓抑制,胃肠反应
白消安	BUS	皮肤色素沉着,精液缺乏,停经,肺纤维化
长春新碱	VCR	末梢神经炎,腹痛,脱发,便秘
高三尖杉酯碱	HHT	骨髓抑制,心脏损害,消化道反应
依托泊苷	VP-16	骨髓抑制,脱发,消化道反应
柔红霉素	DNR	骨髓抑制,心脏损害,消化道反应
去甲氧柔红霉素	IDA	骨髓抑制,心脏损害,消化道反应
左旋门冬酰胺酶	L-ASP	肝损害,变态反应,高尿酸血症,高血糖,胰腺炎,氮质血症
泼尼松	P	类库欣综合征,高血压,糖尿病
羟基脲	HU	消化道反应,骨髓抑制
维A酸	ARTA	皮肤黏膜干燥,口角破裂,消化道反应,头晕,关节痛,肝损害

(1)ALL治疗(表6-2)。

表6-2　ALL联合化疗方案

治疗阶段	治疗方案	具体药物
诱导缓解治疗	VP方案	VCR+P
	DVP方案	DNR+VCR+P
	DVLP方案	DNR+VCR+L-ASP+P
缓解后治疗		
强化巩固	HD MTX	MTX
	HD Ara-C	Ara-C
维持治疗	口服(6-MP+MTX)+VP	口服(6-MP+MTX)+VCR+P

注:HD为高剂量

复发多在CR后两年内发生,以骨髓复发最常见,此时可选择原诱导化疗方案再诱导或含HD Ara-C的联合方案或者新药进行再诱导治疗。

(2)AML治疗(表6-3)。

表 6-3 AML 联合化疗方案

治疗阶段	临床分型	治疗方案	具体药物
诱导缓解治疗	AML(非 APL)	IA 方案(3+7 方案)	IDA+Ara-C
		DA 方案(3+7 方案)	DNR+Ara-C
		HA 方案	HHT+Ara-C
		HAD 方案	HHT+Ara-C+DNR
		HAA 方案	HHT+Ara-C+Acla
	APL		ATRA+DNR
			ATRA+DNR+ATO
			ATRA+ATO
缓解后治疗	AML(非 APL)	HD Ara-C	Ara-C
	APL	化疗、ATRA、ATO 交替	

注:HD 为高剂量

复发难治 AML 的治疗可选用以下方案。①HD Ara-C 联合化疗。②新方案:如氟达拉滨、Ara-C 和 G-CSF±IDA(FLAG±I)。③对于年龄偏大或继发性 AML,可采用预激化疗:G-CSF+Acla+Ara-C。

(3)中枢神经系统白血病的防治:早期强化全身化疗和鞘内注射化疗药物。

(4)老年 AL 的治疗:多数 60 岁以上患者化疗需减量用药,以降低治疗相关病死率。

(四)护理措施

1.一般护理

(1)饮食:给予高热量、高蛋白、高维生素、含适量纤维素、清淡、易消化的饮食,多食新鲜水果、蔬菜。避免进食高糖、高脂、产气过多和辛辣的食物。注意卫生,食物要煮熟,牛奶要消毒。

(2)运动与休息:根据患者情况制订合理的活动量。注意休息,劳逸结合。

2.病情观察

密切观察患者生命体征变化,注意监测患者血象及骨髓象情况,观察患者有无贫血、出血及感染症状,观察患者化疗后的不良反应。

3.对症护理

(1)静脉炎及组织坏死的防护。①合理选择静脉:最好采用中心静脉或深静脉留置导管。若使用浅表静脉,应选择有弹性且直的大血管,避免在循环功能不良的肢体进行注射。②避免药液外渗:静脉注射化疗药前先用生理盐水冲路,确定在静脉内方可注入药物，边抽回血边注药，以保证药液无外渗。应用多种药物时，先用对血管刺激性小的药物，药物输注完毕再用生理盐水 10～20 mL 冲洗后拔针，以减轻药物对局部血管的刺激。③化疗药外渗的处理：立即停止注入，边回抽边退针，不要立即拔针，并行利多卡因环形封闭，范围大于渗漏区，局部冷敷有一定效果，抬高受累部位，促进局部外渗药液的吸收。④静脉炎的处理：局部血管禁止静脉注射，患处勿受压，使用多磺酸黏多糖乳膏等药物外敷，鼓励患者多做肢体活动，以促进血液循环，遵医嘱进行理疗。

(2)骨髓抑制的防护：多数化疗药物化疗后第 7～14 天骨髓抑制作用最强，恢复时间多为用药后的第 5～10 天。化疗期间定期复查血常规，每次疗程结束后复查骨髓象，以了解骨髓抑制程度。一旦出现骨髓抑制，加强贫血、感染和出血的预防、观察及护理。

(3)消化道反应的防护：恶心、呕吐、食欲缺乏等消化道症状多出现在用药后 1～3 小时，持续数小时到 24 小时不等，体弱者出现症状较早且较重。①为患者提供一个安静、舒适、通风良好的休息与进餐环境，避免不良刺激。②避免在治疗前后 2 小时内进食，当出现恶心、呕吐时应暂缓或停止进食，及时清除呕吐物，保持口腔清洁。治疗前 1～2 小时给予止吐药物。③给予高热量、高蛋白、高维生素、含适量纤维素、清淡、易消化食物，以半流质饮食为主。少量多餐，避免进食高糖、高脂、产气过多和辛辣的食物，进食后适当活动，休息时取坐位和半卧位，避免饭后立即平卧。④减慢化疗药输入速度，无法进食者给予静脉营养。

(4)口腔溃疡的护理：对已发生口腔溃疡者，应给予口腔护理，每天 2 次。指导患者漱口液含漱及溃疡用药方法，每次 15～20 分钟，每天至少 3 次。餐后及睡前用漱口水含漱后，将药涂于溃疡处，涂药后禁食 2～3 小时。

(5)心脏毒性的预防和护理：柔红霉素、表柔比星及高三尖杉酯碱类药物可引起心肌及心脏传导损害。用药前后监测心率、心律、血压。

(6)肝功能损害的防护：甲氨蝶呤、门冬酰胺酶对肝功能有损害，需要监测肝功能，观察患者有无黄疸。

(7)脱发的护理。①化疗前心理护理：向患者说明化疗必要性及化疗可能导致脱发的现象，告知结束后头发会再生，使其有充分的心理准备，坦然面对。②出现脱发后的心理护理：评估患者的感受，鼓励表达内心感受，指导患者使用假发，戴帽子，协助其重视自身能力和优点，并参与正常社交活动。

(8)鞘内注射化疗药物的护理：推注速度宜慢，注毕嘱患者去枕平卧 4～6 小时，注意观察有无头痛、呕吐、发热等化学性脑膜炎及其他神经系统损害的症状。

4.用药护理

长春新碱能引起末梢神经炎，出现手足麻木感，停药后可逐渐消失。左旋门冬酰胺酶可引起变态反应，用药前先做皮试。急性早幼粒细胞性白血病（APL）治疗过程中可能出现分化综合征，主要临床表现为发热、体重增加、肌肉骨骼疼痛、呼吸窘迫、肺间质浸润、胸腔积液、心包积液、皮肤水肿、低血压、急性肾衰竭甚至死亡。一旦出现应及时给予大剂量糖皮质激素，暂时停服维A酸，症状消失后可继续使用，对症或辅助治疗如吸氧、利尿、白细胞单采清除和联合化疗等。不良反应有肝功能损害，心电图Q-T间期延长等。少数患者对别嘌醇会出现严重皮肤过敏，应注意。环磷酰胺可导致出血性膀胱炎，嘱患者多饮水，每天饮水＞3000 mL；甲氨蝶呤可引起口腔黏膜及消化道黏膜溃疡，嘱患者勤用亚叶酸钙溶液含漱。

5.心理护理

认真评估各个时期患者的心理状况，耐心倾听，鼓励患者表达，向患者介绍已缓解的典型病例，组织患者之间进行养病经验的交流。

二、慢性髓系白血病

慢性髓系白血病（chronic myeloid leukemia，CML）简称慢粒，是一种发生在早期多能造血干细胞上的恶性骨髓增殖性疾病，主要涉及髓系。病程发展缓慢，脾大，外周血粒细胞显著增多且不成熟。CML分为慢性期（chronic phase，CP）、加速期（accelerated phase，AP）和最终急变期（blastic phase or blasttic crisis，BP/BC）。本病各年龄组均可发病，以中年最多见。

（一）临床表现

1.慢性期

一般持续1～4年，患者有乏力、低热、多汗或盗汗、体重减轻等代谢亢进的症状，由于脾大而自觉左上腹有坠胀感。部分患者胸骨中下段有压痛。

2.加速期

发热、虚弱、体重下降，脾脏迅速增大，骨、关节痛及逐渐出现贫血、出血症状。原来治疗有效的药物在加速期无效。

3.急变期

急性期表现与AL类似，多数为急性粒细胞白血病，20%～30%为急性淋巴细胞白血病。

(二)辅助检查

1.慢性期

(1)血常规检查:白细胞计数明显升高,粒细胞显著增多,以中性中幼、晚幼和杆状核粒细胞居多,血小板计数多在正常水平,部分患者增多,晚期血小板计数减少,并出现贫血。

(2)骨髓象检查:骨髓增生明显至极度活跃,以粒细胞为主,粒红比例明显升高,原始细胞<10%。

(3)中性粒细胞碱性磷酸酶:活性减低或呈阴性反应。

(4)染色体检查:95%以上 CML 细胞中出现 Ph 染色体,显带分析为t(9;22)(q34;q11)。

(5)血液生化检查:血清及尿中尿酸浓度升高,血清乳酸脱氢酶升高。

2.加速期

外周血或骨髓原始细胞≥10%;外周血嗜碱性粒细胞>20%;不明原因的血小板进行性减少或增加;除 Ph 染色体以外,又出现其他染色体异常;粒-单系祖细胞集簇增加而集落减少;骨髓活检显示胶原纤维显著增生。

3.急变期

骨髓中原始细胞或原淋+幼淋或原单+幼单>20%;外周血中原粒+早幼粒细胞>30%,骨髓中原粒+早幼粒细胞>50%,出现髓外原始细胞浸润。

(三)治疗

治疗原则是应着重于慢性期早期治疗,避免疾病转化,力争细胞遗传学和分子生物学水平上的缓解。

1.慢性期的治疗

(1)分子靶向治疗:应用第一代酪氨酸激酶抑制剂甲磺酸伊马替尼,对伊马替尼不能耐受或无效的患者,可选择第二代酪氨酸激酶抑制剂尼洛替尼或达沙替尼。

(2)干扰素-α(IFN-α)应用:该药与小剂量阿糖胞苷联合使用,可提高疗效。

(3)其他药物治疗。①羟基脲:起效快,作用时间短。②白消安:起效慢且后作用长,剂量不易掌握。③其他药物:Ara-C、HHT、ATO 等。④异基因造血干细胞移植:是唯一可治愈 CML 的方法。

2.进展期的治疗

AP 和 BC 统称为 CML 的进展期。AP 患者可采用加量酪氨酸激酶抑制剂治疗的方法，BC 患者采用加量酪氨酸激酶抑制剂及联合化疗的方法，两者回到 CP 后，立即行造血干细胞移植治疗。

(四)护理措施

1.一般护理

保证充足的休息和睡眠时间，适当锻炼，劳逸结合。给予高热量、高蛋白、高维生素、易消化吸收的饮食。

2.病情观察

每天测量患者脾脏的大小、质地并做好记录。注意脾区有无压痛，观察有无脾栓塞或脾破裂的表现；化疗期间定期监测血象、血尿酸和尿尿酸的含量及尿沉渣检查等，记录 24 小时出入液量，观察有无血尿或腰痛的发生。

3.对症护理

(1)疼痛护理：患者发生脾胀痛时，可置患者于安静、舒适的环境中，卧床休息，减少活动，左侧卧位，宜少食多餐，尽量避免弯腰和碰触腹部。

(2)尿酸性肾病护理：鼓励患者多饮水，化疗期间每天＞3000 mL，遵医嘱口服别嘌醇和碳酸氢钠，24 小时持续静脉补液，保证足够的尿量。在化疗给药前或给药后遵医嘱给予利尿剂。

4.用药护理

(1)白消安：长期用药可出现皮肤色素沉着、精液缺乏、停经及肺纤维化等，现已较少应用于临床。

(2)干扰素-α：常见不良反应包括乏力、发热、疲劳、头痛、畏食、恶心、肌肉及骨骼疼痛等流感样症状和体重下降、肝功能异常等。预防性使用对乙酰氨基酚等能够减轻流感样症状。部分患者常需减量，同时定期检查肝肾功能及血象。

(3)伊马替尼：常见的非血液学不良反应包括水肿、肌痉挛、腹泻、恶心、肌肉骨骼痛、皮疹、腹痛、肝酶升高、疲劳、关节痛和头痛等，但一般症状较轻微。血液学不良反应包括白细胞计数减少、血小板计数减少和贫血，可应用造血生长因子，严重者需减量或暂时停药，定期监测血象。

三、慢性淋巴细胞白血病

慢性淋巴细胞白血病(chronic lymphoblastic leukemia，CLL)简称慢淋，是一种进展缓慢的 B 细胞增殖性肿瘤，以外周血、骨髓、脾脏和淋巴结等淋巴组织中出现大量克隆性 B 细胞为特征。CLL 均起源于 B 细胞。本病在欧美各国是最常见的白血病，而在我国、日本及东南亚国家较少见。90%患者在 50 岁以上发病，男女比例 2∶1。

（一）临床表现

起病缓慢，多无自觉症状，淋巴结肿大常为就诊的首发症状，以颈部、腋下、腹股沟淋巴结肿大为主。肿大的淋巴结较硬，无压痛，可移动。早期可出现疲乏、无力，随后出现食欲缺乏、消瘦、低热和盗汗等，晚期易发生贫血、出血、感染。

（二）辅助检查

1.血常规检查

淋巴细胞持续增多，晚期血红蛋白、血小板计数减少。

2.骨髓象检查

有核细胞增生明显活跃，红系、粒系及巨核细胞均减少，淋巴细胞≥40%，以成熟淋巴细胞为主。

3.免疫学检查

淋巴细胞具有单克隆性，呈现 B 细胞免疫表型特征。

4.细胞遗传学检查

部分患者出现染色体异常，基因突变或缺失。

（三）治疗

治疗原则是提高完全缓解率，并尽可能清除微小残留病灶。

1.化学治疗

烷化剂有苯丁胺氮芥、甲氨蝶呤、苯达莫司汀；嘌呤类似物如氟达拉滨；糖皮质激素。

2.化学免疫治疗

FCR 方案（氟达拉滨＋甲氨蝶呤＋R），其中 R 为利妥昔单抗。

3.造血干细胞移植

CLL 患者年龄较大，多数不适合移植治疗。

4.并发症治疗

积极进行抗感染治疗，反复感染者可静脉输注免疫球蛋白；并发自身免疫性溶血性贫血或血小板计数减少可用较大剂量糖皮质激素，无效且脾大明显者，可考虑切脾。

（四）护理措施

1.一般护理

卧床休息，采取舒适卧位，进食高热量、高维生素、营养丰富的软食，摄取足够的水分。

2.病情观察

定期监测体温，观察感染的症状、体征及其变化情况。

3.对症护理

高热患者可给予物理降温，必要时遵医嘱给予药物降温，及时更换衣物，保持皮肤清洁干燥；严重贫血患者应给予常规氧气吸入，以改善组织缺氧，可给予患者输血以减轻贫血和缓解机体的缺氧症状。

4.用药护理

主要包括化疗药物不良反应的护理、干扰素-α不良反应的护理。

第二节 淋 巴 瘤

淋巴瘤起源于淋巴结和淋巴组织，其发生大多与免疫应答过程中淋巴细胞增殖分化产生的某种免疫细胞恶变有关，是免疫系统的恶性肿瘤。按组织病理学改变分类，淋巴瘤可分为非霍奇金淋巴瘤（non-Hodgkin lymphoma，NHL）和霍奇金淋巴瘤（Hodgkin lymphoma，HL）两类。

一、病因

病毒感染（如EB病毒等）、宿主的免疫功能、幽门螺杆菌抗原的存在可能与淋巴瘤的发病有关。

二、临床表现

（一）突出表现

无痛性、进行性的淋巴结肿大或局部肿块是淋巴瘤共同的临床表现。

（二）霍奇金淋巴瘤

多见于青年，儿童少见。首发症状常是无痛性颈部或锁骨上淋巴结进行性肿大（占60%～80%），其次为腋下淋巴结肿大。5%～16%的HL患者发生带状疱疹。饮酒后引起的淋巴结疼痛是HL所特有，但并非每一个HL患者都是如此。发热、盗汗、瘙痒及消瘦等全身症状较多见。30%～40%的HL患者以原因不明的持续发热为起病症状。周期性发热约见于1/6的患者。皮肤瘙痒是HL

较特异的表现,可为 HL 唯一的全身症状。

(三)非霍奇金淋巴瘤

NHL 具有以下特点。

(1)全身性:可发生在身体的任何部位,其中淋巴结、扁桃体、脾及骨髓是最易受到累及的部位。

(2)多样性:组织器官不同,受压迫或浸润的范围和程度不同,引起的症状也不同。

(3)随着年龄增长,发病者增多,男性多于女性;除惰性淋巴瘤外,一般发展迅速。

(4)NHL 对各器官的压迫和浸润较 HL 多见,常以高热或各器官、系统症状为主要临床表现。

三、辅助检查

(一)血象检查

HL 常有轻或中度贫血,部分患者嗜酸性粒细胞增多;NHL 白细胞计数多正常,伴有淋巴细胞计数绝对或相对增多。

(二)骨髓象检查

骨髓涂片找到 Reed-Sternberg 细胞(R-S 细胞)是 HL 骨髓浸润的依据。一部分 NHL 患者的骨髓涂片中可找到淋巴瘤细胞。

(三)影像学检查

浅表淋巴结 B 超、胸(腹)部 CT 等检查有助于确定病变的部位及其范围。目前 PETCT/CT 检查是评价淋巴瘤疗效的重要手段。

(四)实验室检查

疾病活动期有血沉增快、血清乳酸脱氢酶升高提示预后不良。骨骼受累,血清碱性磷酸酶活力增强或血钙增加。B 细胞 NHL 可并发溶血性贫血。

(五)病理学检查

淋巴结活检是淋巴瘤确诊和分型主要依据。

四、治疗

治疗原则是以化疗为主,化疗与放疗相结合,联合应用相关生物制剂的综合治疗。

(一)霍奇金淋巴瘤

1.化学治疗

ABVD 为 HL 的首选方案见表 6-4。

表 6-4　霍奇金淋巴瘤的主要化疗方案

方案	药物	备注
MOPP	氮芥、长春新碱、甲基苄肼、泼尼松	如氮芥改为环磷酰胺静脉注射,即为 COPP 方案
ABVD	表柔比星、博来霉素、长春新碱、甲氮咪胺	4 种药均在第 1 及第 15 天静脉注射 1 次,疗程期间休息 2 周

2.放射治疗

扩大照射范围,除被累及的淋巴结及肿瘤组织外,还包括附近可能侵及的淋巴结,如病变在膈以上采用“斗篷”式、在膈以下采用倒“Y”字式。

(二)非霍奇金淋巴瘤

1.以化疗为主的综合治疗

(1)惰性淋巴瘤:联合化疗可用 COP 或 CHOP 方案(表 6-5)。

表 6-5　非霍奇金淋巴瘤的常用联合化疗方案

方案	药物
COP	环磷酰胺、长春新碱、泼尼松
CHOP	环磷酰胺、表柔比星、长春新碱、泼尼松
R-CHOP	利妥昔单抗、环磷酰胺、表柔比星、长春新碱、泼尼松
EPOCH	依托泊苷、表柔比星、长春新碱、泼尼松、环磷酰胺
ESHAP(复发淋巴瘤)	依托泊苷、泼尼松、顺铂、阿糖胞苷

(2)侵袭性淋巴瘤:侵袭性 NHL 的标准治疗方案是 CHOP 方案,化疗不应少于 6 个疗程。R-CHOP 方案是弥漫性大 B 细胞淋巴瘤治疗的经典方案。

难治性复发者的解救方案:可选择 ICE(异环磷酰胺、卡铂、依托泊苷)、DHAP(地塞米松、卡铂、高剂量阿糖胞苷)、MINE(异环磷酰胺、米托蒽醌、依托泊苷)、HyperCVAD/MTX-Ara-C 等方案进行解救治疗。

2.生物治疗

(1)单克隆抗体:凡细胞免疫表型为 CD20 的 B 细胞淋巴瘤患者,主要是 NHL 患者,均可用 CD20 单抗(利妥昔单抗)治疗。

(2)干扰素:这是一种能抑制多种血液肿瘤增殖的生物制剂。

(3)抗幽门螺杆菌治疗:胃黏膜相关淋巴样增殖淋巴瘤可用其治疗。

3.骨髓移植

对55岁以下患者,能耐受大剂量化疗的中高危患者,可考虑进行自体造血干细胞移植。部分复发或骨髓侵犯的年轻患者还可考虑异基因造血干细胞移植。

4.手术治疗

合并脾功能亢进,有切脾指征者可以切脾,为以后化疗创造有利条件。

五、护理措施

(一)一般护理

1.饮食

鼓励患者进食高热量、高维生素、营养丰富的半流质食物或软食,多食新鲜水果、蔬菜,禁食过硬、带刺、刺激性强的食物,指导患者摄取足够的水分。

2.运动与休息

活动应循序渐进、遵循适度原则。疾病早期可进行社交活动及身体锻炼,晚期应增加卧床休息,进行室内、床旁活动。

(二)病情观察

(1)观察生命体征变化,定期监测体温,观察降温后的反应,避免发生虚脱。

(2)观察患者放疗后的局部皮肤有无发红、瘙痒、灼热感及渗液、水疱形成等。

(3)观察患者情绪变化,有无焦虑、烦躁等。

(4)观察患者睡眠、饮食状况,有无恶心、呕吐、失眠等。

(5)观察患者淋巴结肿大部位、程度及相应器官压迫情况。

(三)对症护理

1.高热护理

可先采用物理降温,冰敷前额及大血管经过的部位,如颈部、腋窝和腹股沟;有出血倾向者禁用乙醇或温水拭浴。及时更换被汗浸湿的衣服及床单,保持皮肤干燥清洁。鼓励患者多饮水,必要时遵医嘱应用退热药物。

2.皮肤护理

放疗患者照射区皮肤应避免受到强冷或热的刺激,外出时避免阳光直射,不要使用有刺激性的化学物品。局部皮肤有发红、痒感时,应尽早涂油膏以保护皮肤，如皮肤为干反应，表现为局部皮肤灼痛；如为湿反应，表现为局部皮肤刺痒、渗液、水疱，可用氢化可的松软膏外涂，2%甲紫外涂，冰片、蛋清外敷，硼酸软膏外敷后加压包扎；如局部皮肤有溃疡坏死，应进行全身抗感染治疗，局部外科清创、植皮。

（四）用药护理

利妥昔单抗不良反应首先表现为发热和寒战，主要发生在第一次静脉注射时，通常在2个小时内，其他随后的症状包括恶心、荨麻疹、疲劳、头痛、瘙痒、呼吸困难、暂时性低血压、潮红、心律失常等。因此，每次静脉注射利妥昔单抗前应预先使用镇痛药（如对乙酰氨基酚）和抗过敏药（如开瑞坦），并且应严密监护患者生命体征，对出现轻微症状的患者可减慢滴速，对出现严重反应的患者，特别是有严重呼吸困难、支气管痉挛和低氧血症的患者应立即停止静脉注射，及时通知医师对症处理。

（五）心理护理

恶性淋巴瘤治疗时间长，治疗费用高，病情发展快，造成患者情绪悲观、低落，护士应耐心与患者交谈，了解其想法，给予适当的解释，鼓励积极接受治疗；家属要充分理解患者的痛苦和心情，注意言行，不要推诿、埋怨，要营造轻松的环境，保持患者心情舒畅，共同面对、互相支持。

第三节　多发性骨髓瘤

多发性骨髓瘤（multiple myeloma，MM）是恶性浆细胞病中最常见的一种类型。骨髓中有大量的异常浆细胞（骨髓瘤细胞）克隆性增殖，引起广泛溶骨性骨骼破坏、骨质疏松，血清中出现单克隆免疫球蛋白（M蛋白），正常的多克隆免疫球蛋白合成受抑制，尿中出现本周蛋白，从而引起不同程度的肾损害、贫血、免疫功能异常。发病年龄大多在50～60岁，男女之比为3∶2。根据血清M成分的特点可分为IgG型、IgA型、IgD型、IgM型、IgE型、轻链型、非分泌型以及双克隆或多克隆免疫球蛋白型，其中IgG型最常见。

一、病因与发病机制

可能与病毒感染、电离辐射、接触工业或农业毒物，慢性抗原刺激及遗传因素有关。

二、临床表现

（一）骨骼损害

骨痛为常见症状，以腰骶部最多见，有自发性骨折的可能。

（二）感染

细菌和病毒感染。

（三）贫血

部分患者以贫血为首发症状。

（四）高钙血症

呕吐、乏力、意识模糊、多尿或便秘等。

（五）肾功能损害

蛋白尿、管型尿，以及急、慢性肾衰竭。

（六）高黏滞综合征

头晕、眼花、耳鸣、手指麻木、冠状动脉供血不足、慢性心力衰竭、意识障碍甚至昏迷。

（七）出血倾向

鼻出血、牙龈出血和皮肤紫癜多见。

（八）淀粉样变性和雷诺现象

常见舌和腮腺肿大、心脏扩大、腹泻便秘、皮肤苔藓样变、外周神经病变及肝肾功能损害等。

（九）髓外浸润

器官肿大、神经损害、髓外骨髓瘤、浆细胞白血病。

三、辅助检查

（一）血常规检查

正常细胞性贫血，晚期可见大量骨髓瘤细胞。

(二)骨髓象检查

浆细胞异常增生,并伴有质的改变。

(三)血液生化检查

(1)单株免疫球蛋白血症的检查:蛋白电泳出现 M 蛋白;免疫电泳发现重链;血清免疫球蛋白定量测定发现 M 蛋白增多,正常免疫球蛋白减少。

(2)血钙、磷测定:高钙血症;晚期肾功能减退,血磷也升高。

(3)血清 β_2 微球蛋白和血清清蛋白测定:可评估肿瘤负荷及预后。

(4)C 反应蛋白和血清乳酸脱氢酶测定:反应疾病的严重程度。

(5)尿和肾功能监测:90%患者有蛋白尿,血清尿素氮和肌酐可升高,约半数患者尿中出现本周蛋白。

(四)影像学检查

X 线检查、CT 检查、MRI 检查等。

四、治疗

治疗原则是无症状或无进展的患者可以观察,每 3 个月复查 1 次。有症状的患者应积极化疗及造血干细胞移植。

(一)化学治疗

常用化疗方案见表 6-6。来那度胺是一种有效的沙利度胺类似物,与地塞米松联合用于治疗复发或难治性 MM。

表 6-6　骨髓瘤常用联合治疗方案

方案	药物
MPT	美法仑(马法兰)、泼尼松、沙利度胺
VAD	长春新碱、表柔比星、地塞米松
PAD	硼替佐米、表柔比星、地塞米松
VADT	长春新碱、表柔比星、地塞米松、沙利度胺
DT	地塞米松、沙利度胺
DTPAEC	地塞米松、沙利度胺、顺铂、表柔比星、环磷酰胺、依托泊苷

(二)骨病的治疗

双膦酸盐有抑制破骨细胞的作用。

(三)高钙血症的治疗

水化、利尿;使用双膦酸盐;糖皮质激素和(或)降钙素。

(四)贫血的治疗

可考虑使用促红细胞生成素治疗。

(五)肾功能不全的治疗

水化、利尿;有肾衰竭者,应积极透析;慎用非类固醇类抗炎镇痛药;避免使用静脉造影剂。

(六)高黏滞血症的治疗

血浆置换可作为症状性高黏血症患者的辅助治疗。

(七)感染的治疗

若出现症状应用抗生素治疗。

(八)干细胞移植

自体干细胞移植可提高缓解率,清髓性异基因干细胞移植可在年轻患者中进行,常用于难治性、复发患者。

五、护理措施

(一)一般护理

(1)饮食:给予高热量、低蛋白、富含维生素、易消化的食物,肾功能不全者给予低盐饮食,保证每天饮水 2000~3000 mL。

(2)运动与休息:注意卧床休息,使用硬板床或硬床垫,适度运动,劳逸结合,不做剧烈活动和扭腰、转体等动作。翻身时,动作轻柔,避免拖拉硬拽。骨质疏松患者不宜久站、久坐或较长时间固定于一种姿势。

(二)病情观察

注意观察患者疼痛的程度、性质及患者对疼痛的反应;密切监测患者体温变化,观察有无乏力、头晕、眼花、耳鸣等症状;观察出血的部位、主要表现形式、发展或消退情况;严密观察患者皮肤情况,预防压疮发生。观察尿常规、尿液性质、尿量等。

(三)对症护理

1.疼痛护理

协助患者睡硬板床,采取舒适卧位,适当按摩病变部位,避免用力过度。护士应耐心倾听患者对疼痛的主述,安抚患者,使其情绪稳定。指导患者放松,采用听音乐、自我暗示、按摩、针灸等方法转移注意力。遵医嘱应用镇痛药,选择合适的镇痛药及给药途径，密切关注疗效及不良反应。

2.躯体活动障碍护理

保持床单平整干燥，避免潮湿、皱褶等物理刺激；协助患者更换体位，适度床上活动。截瘫患者应保持肢体功能位，保持皮肤清洁干燥，严密观察皮肤情况，预防压疮发生。

3.排尿异常护理

密切观察患者尿量、颜色、性质，鼓励患者多饮水，遵医嘱给予患者碱化、利尿等措施。

4.受伤危险的护理

确保环境安全，地面干燥，夜间应保持病室仍有微弱灯光，家属陪伴活动；出现手指麻木时，嘱患者不要接触锐器及过烫的物品。

（四）用药护理

1.美法仑

最常见的不良反应是骨髓抑制，可导致白细胞和血小板计数减少，30%以上的患者口服后可出现胃肠道不适，如恶心、呕吐等，可相应给予胃黏膜保护剂或止吐药物。

2.沙利度胺

抑制血管生成，其不良反应有困倦、头晕等。注意不能从事高空作业，停药后可以消退。长期大剂量使用本品可出现多发性神经炎、感觉异常等现象，一旦出现应立即停药。

3.硼替佐米

不良反应主要有疲劳、乏力、恶心、腹泻、食欲缺乏、周围神经病和发热等，应严密观察，给予相应措施。

4.双膦酸盐

使用静脉制剂应严格掌握输注速度。

（五）心理护理

多发性骨髓瘤患者治疗时间长，病情反复，病理性骨折导致其疼痛难忍，生活质量下降，心理负担较重。护士应及时与患者沟通，关心、体贴、安慰患者，使其获得情感支持，增强战胜疾病的信心，积极配合治疗。

第七章

内分泌系统疾病的护理

第一节　甲状腺功能亢进症

甲状腺功能亢进症简称甲亢，指甲状腺腺体本身产生甲状腺激素（TH）过多而引起的甲状腺毒症。弥漫性毒性甲状腺肿又称 Graves 病（Graves disease，GD），各种病因所致的甲亢中，以 Graves 病最多见。该病占全部甲亢的 80%～85%，女性高发，高发年龄为 20～50 岁。本节以 Graves 病为例阐述甲状腺功能亢进症。

一、病因

（一）遗传因素

GD 有显著的遗传倾向。

（二）免疫因素

本病以遗传易感为背景，在感染、精神创伤等因素作用下，诱发体内免疫功能紊乱。

（三）环境因素

如细菌感染、性激素、应激等，可能是本病发生和病情恶化的重要诱因。

二、临床表现

（一）典型表现

1.甲状腺毒症

（1）高代谢综合征：患者常有疲乏无力、怕热多汗、多食善饥、体重显著下降等症状。

（2）精神神经系统：神经过敏、紧张焦虑、失眠不安、记忆力减退及手、眼睑震颤。

(3)心血管系统:心悸、胸闷、气短、心律失常、心力衰竭等。

(4)消化系统:因胃肠蠕动增快、消化吸收不良而出现排便次数增多。

(5)肌肉与骨骼系统:主要表现为甲状腺毒症性周期性瘫痪,主要累及下肢。甲亢可影响骨骼脱钙而发生骨质疏松。

(6)生殖系统:女性常有月经减少或闭经,男性有勃起功能障碍。

(7)造血系统:白细胞计数减少,血小板寿命缩短,可伴发血小板减少性紫癜。

2.甲状腺肿

甲状腺肿常为弥漫性、对称性肿大。肿大程度与甲亢病情轻重无明显关联。甲状腺上下极可触及震颤,闻及血管杂音,为本病的重要体征。

3.眼征

GD 的眼部表现分为两类:一类为单纯性突眼;另一类为浸润性突眼。

(二)特殊的临床表现

1.甲状腺危象

甲状腺危象早期表现为原有的甲亢症状加重,并出现高热、大汗、心动过速(>140 次/分)、烦躁不安、呼吸急促、恶心、呕吐和腹泻,严重者可有心力衰竭、休克及昏迷等。主要诱因:应激状态,严重躯体疾病,口服过量甲状腺激素制剂,严重精神创伤及手术中过度挤压甲状腺。

2.甲状腺毒症性心脏病

甲状腺毒症性心脏病主要表现为心房颤动和心力衰竭。

3.淡漠型甲状腺功能亢进症

淡漠型甲状腺功能亢进症多见于老年人,起病隐袭,主要表现为明显消瘦、心悸、乏力、神经质和腹泻,可伴有心房颤动、震颤和肌病等体征,但高代谢综合征、眼征和甲状腺肿均不明显。

4.妊娠期甲状腺功能亢进症

妊娠期甲状腺功能亢进症简称妊娠甲亢,主要由自身免疫作用和精神刺激引起。

5.胫前黏液性水肿

水肿常见于胫骨前下 1/3 部位,皮损为对称性,皮损周围的表皮可有变态反应或感觉减退。

6.Graves 眼病

男性多见,常见的临床表现有眼内异物感、胀痛、畏光、流泪、复视、斜视、视力下降和眼球显著突出。

三、辅助检查

(一)血清甲状腺激素测定

(1)血清游离甲状腺素(FT_4)与游离三碘甲状腺原氨酸(FT_3):FT_3、FT_4直接反映甲状腺功能状态,是临床诊断甲亢的首选指标。

(2)血清总甲状腺素(TT_4):这是甲状腺功能的基本筛选指标。

(3)血清总三碘甲状腺原氨酸(TT_3):这是初诊甲亢、甲亢复发及疗效评判的敏感指标。

(二)促甲状腺激素(TSH)测定

血清 TSH 浓度的变化是反映甲状腺功能最敏感的指标。

(三)促甲状腺激素释放激素(TRH)兴奋试验

静脉注射 TRH 后 TSH 升高者可排除本病,TSH 不升高则支持甲亢的诊断。

(四)甲状腺^{131}I摄取率

甲亢时^{131}I摄取率表现为总摄取量升高,摄取高峰前移。

(五)甲状腺自身抗体测定

TSH 受体抗体(TRAb)和 TSH 受体刺激抗体(TSAb)是诊断 GD 的重要指标。TRAb 还可作为判断病情活动、复发和治疗停药的重要指标。

(六)影像学检查

放射性核素扫描、B 超、X 线摄片、CT 和 MRI 等检查可部分提示甲状腺及眼球后病变性质。

四、治疗

目前,3 种疗法被普遍应用,即抗甲状腺药物治疗、^{131}I治疗和手术治疗。

(一)抗甲状腺药物治疗

常用的药物有硫脲类和咪唑类两类。硫脲类包括丙硫氧嘧啶和甲硫氧嘧啶等;咪唑类包括甲巯咪唑和卡比马唑等。严重病例、甲状腺危象或妊娠患者首选丙硫氧嘧啶。

(二)^{131}I治疗

^{131}I甲亢的治愈率达到 85%以上,但不可避免地会引起甲状腺功能减退症

等多种并发症。

(三)手术治疗

治愈率为95%左右,但可引起多种并发症。

(四)甲状腺危象的治疗

(1)针对诱因治疗。

(2)抑制TH合成:丙硫氧嘧啶500～1000 mg首次口服或经胃管注入,以后每次250 mg,每4小时口服1次。

(3)抑制TH释放:服丙硫氧嘧啶1小时后再加用复方碘口服溶液5滴,每6小时1次,以后视病情逐渐减量,一般使用3～7天。

(4)β受体阻滞剂:普萘洛尔60～80 mg/d,每4小时1次。

(5)糖皮质激素:氢化可的松300 mg,首次静脉滴注,以后每次100 mg,每8小时1次。

(6)降低和清除血浆TH:常规治疗效果不满意时,可选用腹膜透析、血液透析或血浆置换等措施。

(7)对症治疗:高热者予物理降温,避免用乙酰水杨酸类药物。给氧以纠正水、电解质和酸碱平衡紊乱,防治感染和各种并发症。

(五)Graves眼病的治疗

有效控制甲亢是治疗Graves眼病的关键。

(1)一般治疗:高枕卧位,限制钠盐及使用利尿剂,可减轻眼部水肿。另外,还有戴有色眼镜,使用人工泪液,睡眠时眼睛不能闭合者使用盐水纱布或眼罩保护角膜,强制性戒烟等治疗措施。

(2)应用糖皮质激素:泼尼松40～80 mg/d,每天2次口服,持续2～4周。然后每2～4周减量2.5～10 mg/d,持续治疗3～12个月。

(3)球后外照射:与糖皮质激素联合使用可增加疗效。

(4)眶减压手术:可引起术后复视。

五、护理措施

(一)一般护理

1.饮食

(1)应给予高热量、高蛋白、高维生素及矿物质丰富的饮食。主食应足量,增加瘦肉、蛋类、奶类等优质蛋白,多摄入新鲜蔬菜和水果。

(2)鼓励患者多饮水,每天饮水 2000～3000 mL,但并发心脏疾病者应避免大量饮水,避免因血容量增加而加重水肿和心力衰竭。

(3)禁止摄入辛辣刺激性的食物,禁止饮用浓茶、咖啡等,以免引起患者精神兴奋。

(4)减少食物中粗纤维的摄入,以减少排便次数。

(5)避免进食含碘丰富的食物,如海带、紫菜等海产品,慎食卷心菜、甘蓝等易致甲状腺肿的食物。

2.运动

与患者及家属共同制订个体化活动计划,活动时以不感到疲劳为度。

3.休息

适当增加休息时间,保证充足睡眠,防止病情加重。病情重、有心力衰竭或严重感染者应严格卧床休息。

(二)病情观察

观察患者精神神志状态,注意生命体征及体重变化情况;注意手指震颤、恶心、呕吐、腹泻等临床表现;注意突眼、甲状腺肿的程度,了解突眼保护情况及用药情况。警惕甲状腺危象发生,一旦发生,立即报告医师并协助处理。

(三)突眼的护理

(1)保护眼睛:①经常以眼药水湿润眼睛,防止角膜干燥。②外出时戴眼罩或有色眼镜,以减少强光刺激或异物的损伤。③睡前涂抗生素眼膏,并用无菌生理盐水纱布或眼罩覆盖双眼。④定期眼科角膜检查以防止角膜溃疡造成失明。

(2)减轻眼部症状:①限制钠盐摄入,遵医嘱适量使用利尿剂,睡眠或休息时抬高头部,以减轻球后软组织水肿。②指导患者当眼睛有异物感、刺痛或流泪时,勿用手揉眼,可用 0.5%甲基纤维素或 0.5%氢化可的松溶液滴眼。

(四)用药护理

(1)指导患者遵医嘱正确用药。不可自行减量或停药,如病情发生变化应及时就医,调整用药。定期监测肝功能和血常规。

(2)密切观察并及时处理药物的不良反应。①粒细胞计数减少:主要表现为突然畏寒、高热、全身肌肉或关节酸痛、咽痛、溃疡和坏死。要定期复查血象,若外周血白细胞计数低于 $3\times10^9/L$ 或中性粒细胞计数低于 $1.5\times10^9/L$,考虑停药,遵医嘱给予促进白细胞增生药物,进行保护性隔离,并预防发生交叉感染。②肝损坏:应立即停药并给予相应治疗。③药疹:较常见,可用抗组胺药控制症状，不必停药。若出现皮肤瘙痒、团块状皮疹等症状，应立即停药，以免发生剥脱性皮炎。

（五）甲状腺危象的护理

1.吸氧

呼吸困难时取半卧位，立即给予吸氧。

2.环境

保持病室环境安静，患者绝对卧床休息，减少探视，避免不良刺激。

3.及时、准确遵医嘱给药

立即建立静脉通道。遵医嘱使用丙硫氧嘧啶、复方碘溶液、β受体阻滞剂、氢化可的松等药物，及时通过口腔、静脉补充液体。注意观察有无碘剂中毒或变态反应，心率过快者静脉输液速度不宜过快。

4.密切监测病情

观察生命体征、神志、出入量、躁动情况，尤其要密切监测体温和心率变化情况，注意有无心力衰竭、心律失常和休克等严重并发症。

5.对症护理

体温过高者给予冰敷或乙醇擦浴降温，必要时遵医嘱使用降温药物。躁动不安者使用床挡加以保护。昏迷者加强口腔护理、会阴护理、皮肤护理，给予气垫床，定时翻身、叩背，防止出现压疮、肺炎等并发症。

6.避免诱因

告知患者及家属甲状腺危象的诱因，如感染、精神刺激、创伤、用药不当等，并尽量帮助减少和避免诱因。

（六）心理护理

（1）鼓励患者表达内心感受，理解和同情患者，建立互信关系。让患者充分了解病情，学会控制情绪，并积极配合治疗。

（2）向患者亲属耐心讲解疾病知识，提高他们对疾病的认知水平，说明患者的情绪变化常由病情所致，争取患者亲属的理解和支持。例如，保持居室安静和气氛轻松，避免提供兴奋、刺激的信息，以减少患者激动、易怒的精神症状。

（3）患者病情稳定转入社区后，应提醒社区护士继续给予心理指导，以保证甲亢患者情绪护理的延续性，促进患者康复。

第二节 甲状腺功能减退症

甲状腺功能减退症简称甲减，是由各种原因引起的低甲状腺素血症或甲状腺激素抵抗而引起的全身性低代谢综合征，病理特征表现为黏多糖在组织和皮肤堆积，导致黏液性水肿。各年龄均可发病，女性较男性多见，临床甲减的患病率为1%左右。

一、病因与发病机制

(一)自身免疫损伤

最常见的是自身免疫性甲状腺炎引起甲状腺激素合成和分泌减少。

(二)甲状腺破坏

由手术和放射性碘治疗所致。

(三)服用抗甲状腺药物

如锂盐、硫脲类等可抑制甲状腺激素合成。

(四)碘过量

碘过量可引起具有潜在性甲状腺疾病者发生甲减，也可诱发和加重自身免疫性甲状腺炎。

(五)下丘脑和垂体病变

下丘脑和垂体病变是中枢性甲减的常见病因。

二、临床表现

(一)一般表现

患者易疲劳、畏寒、少汗、记忆力减退、食欲缺乏，但体重不减或增加、便秘和月经不调等。典型者可见黏液性水肿面容，即表情淡漠、眼睑水肿、面色苍白、皮肤干燥粗糙脱屑、毛发脱落和眉毛稀少等。

(二)肌肉和关节

肌肉软弱乏力，部分患者可伴有关节病变。

(三)心血管系统

心肌黏液性水肿导致心肌收缩力损伤、心动过缓、心排血量下降。

(四)血液系统

主要表现为贫血。

(五)消化系统

厌食、腹胀和便秘等。

(六)内分泌生殖系统

患者性欲减退，女性患者常有月经失调，男性患者可出现勃起功能障碍。

(七)神经精神系统

神经精神系统有记忆力减退、智力低下、反应迟钝、嗜睡、精神抑郁和神经质的表现。

(八)黏液性水肿昏迷

黏液性水肿昏迷常见于病情严重者，多在冬季寒冷时发病，诱因为严重的全身性疾病、感染、寒冷、甲状腺激素替代治疗中断、手术、使用麻醉镇静药物等。临床表现为嗜睡、低体温(<35 ℃)、呼吸减慢、心动过缓、血压下降、四肢肌肉松弛、反射减弱或消失，甚至出现昏迷、休克或心力衰竭而危及生命。

三、辅助检查

(一)血常规及生化检查

多为轻、中度正细胞正色素性贫血，血脂异常。

(二)甲状腺功能检查

血清 TSH 升高；TT_4、FT_4降低是诊断本病的必备指标。

(三)甲状腺^{131}I 摄取率

^{131}I 摄取率低于正常。

(四)功能试验

TRH 兴奋试验主要用于原发性甲减与中枢性甲减的鉴别。

四、治疗

(一)替代治疗

首选左甲状腺素钠口服。

(二)对症治疗

有贫血者补充铁剂、维生素 B_{12}和叶酸等。

(三)黏液性水肿昏迷的治疗

(1)立即静脉补充 TH,清醒后改口服维持治疗。

(2)保温,给氧,保持呼吸道通畅。

(3)遵医嘱给予氢化可的松 200～300 mg/d 持续静脉滴注,待患者清醒后逐渐减量。

(4)根据需要补液,但补液量不宜过多。

(5)控制感染,积极治疗原发病。

(6)监测血清离子、甲状腺激素、尿量和血压等。

五、护理措施

(一)饮食方面

给予高蛋白、高维生素、多纤维素、低钠、低脂、易消化饮食。嘱患者细嚼慢咽、少量多餐以免增加胃肠负担;多食蔬菜、水果以增加膳食纤维摄入;每天饮水 2000～3000 mL。桥本甲状腺炎所致甲状腺功能减退症者应禁食含碘食物和药物,以免诱发严重黏液性水肿。

(二)病情观察

(1)监测生命体征的变化,尤其注意严密监测体温、心率及节律的变化。

(2)监测患者的神志和精神状态,观察患者有无表情淡漠、反应迟钝和精神异常。

(3)观察患者的活动能力及有无疲乏无力、肌肉萎缩。

(4)观察患者的进食和营养状况。

(三)用药护理

(1)用药前后分别测量脉搏,观察有无心悸、腹痛、心律失常、烦躁不安等药物过量的症状。

(2)观察患者的体重和水肿情况。

(3)甲状腺制剂需长期或终身服用,不能随意中断。

(四)对症护理

1.体温过低的护理

(1)注意保暖:如室温调节在 22～23 ℃;适当增加衣服;晚上睡觉时加盖被子;用热水袋,但要注意防止烫伤。

(2)病情观察:监测生命体征变化,观察患者有无寒战、皮肤苍白等体温过低表现及心律失常、心动过缓等现象，并及时通知医师。

2.便秘的护理

建立正常的排便习惯；进食粗纤维食物，多饮水；给予缓泻药，必要时使用开塞露。

3.社交障碍的护理

与患者建立良好的护患关系；保证环境的安静与舒适，鼓励家属探视；制订活动计划，并按计划指导和鼓励患者由简单到复杂地进行自我护理；鼓励患者多参与社交活动。

（五）黏液性水肿昏迷患者的护理

（1）避免诱因。

（2）病情监测：观察神志、体温、脉搏、呼吸和血压的变化。若出现体温＜35 ℃、呼吸浅慢、心动过缓、血压降低、有嗜睡表现，或出现口唇发绀、呼吸深长、喉头水肿症状，立即通知医师并配合抢救。

（3）护理措施：建立静脉通道，遵医嘱给予抢救药物；保持呼吸道通畅，吸氧；监测生命体征；记录 24 小时出入液量；保暖，避免局部热敷，以免加重循环不良和烫伤。

第三节　糖　尿　病

糖尿病（diabetes mellitus，DM）是一组由多病因引起的以慢性高血糖为特征的代谢性疾病，是由胰岛素分泌和（或）作用缺陷所引起。糖尿病是常见病、多发病。据国际糖尿病联盟统计，2011 年全球有糖尿病患者 3.66 亿，比 2010 年的 2.85 亿增加近 30%。我国成年人糖尿病患病率达 9.7%，而糖尿病前期的比例更高达 15.5%。因此，糖尿病是严重威胁人类健康的世界性公共卫生问题。

一、分型

（一）1 型糖尿病

1 型糖尿病：胰岛 β 细胞破坏，常导致胰岛素绝对缺乏。

（二）2 型糖尿病

2 型糖尿病：从以胰岛素抵抗为主伴胰岛素分泌不足到以胰岛素分泌不足

为主伴胰岛素抵抗。

(三)其他特殊类型糖尿病

其他特殊类型糖尿病指病因相对比较明确,如胰腺炎、库欣综合征等引起的一些高血糖状态。

(四)妊娠期糖尿病

妊娠期糖尿病指妊娠期间发生的不同程度的糖代谢异常。

二、病因与发病机制

糖尿病的病因和发病机制至今未完全阐明。总的来说,遗传因素及环境因素共同参与其发病过程。胰岛素由胰岛β细胞合成和分泌,经血液循环到达体内各组织器官的靶细胞,与特异受体结合并引发细胞内物质代谢效应。该过程中任何一个环节发生异常,均可导致糖尿病。

(一)1型糖尿病

1.遗传因素

遗传因素在1型糖尿病发病中起重要作用。

2.环境因素

糖尿病可能与病毒感染、化学毒物和饮食因素有关。

3.自身免疫

有证据支持1型糖尿病为自身免疫性疾病。

4.1型糖尿病的自然史

1型糖尿病的发生发展经历以下阶段。

(1)个体具有遗传易感性,临床无任何异常。

(2)某些触发事件,如病毒感染引起少量β细胞破坏并启动自身免疫过程。

(3)出现免疫异常,可检测出各种胰岛细胞抗体。

(4)β细胞数目开始减少,仍能维持糖耐量正常。

(5)β细胞持续损伤达到一定程度时(通常只残存10%～20%的β细胞),胰岛素分泌不足,出现糖耐量降低或临床糖尿病,需用外源胰岛素治疗。

(6)β细胞几乎完全消失,需依赖外源胰岛素维持生命。

(二)2型糖尿病

1.遗传因素与环境因素

有资料显示遗传因素主要影响β细胞功能。环境因素包括年龄增加、现代生活方式改变、营养过剩、体力活动不足、子宫内环境以及应激、化学毒物等。

2.胰岛素抵抗和β细胞功能缺陷

胰岛素抵抗是指胰岛素作用的靶器官对胰岛素作用的敏感性降低。β细胞功能缺陷主要表现为胰岛素分泌异常。

3.糖耐量减低和空腹血糖调节受损

糖耐量减低是葡萄糖不耐受的一种类型。空腹血糖调节受损是指一类非糖尿病性空腹血糖异常，其血糖浓度高于正常，但低于糖尿病的诊断值。目前认为两者均为糖尿病的危险因素，是发生心血管病的危险标志。

4.临床糖尿病

达到糖尿病的诊断标准(表7-1)。

表7-1　糖尿病诊断标准(WHO,1999)

诊断标准	静脉血浆葡萄糖水平
(1)糖尿病症状＋随机血糖或	≥11.1 mmol/L
(2)空腹血浆血糖(FPG)或	≥7.0 mmol/L
(3)葡萄糖负荷后两小时血糖(2 h PG)	≥11.1 mmol/L
无糖尿病症状者，需改天重复检查，但不做第3次OGTT	

注：空腹的定义是至少8小时没有热量的摄入；随机是指一天当中的任意时间而不管上次进餐的时间及食物摄入量

三、临床表现

(一)代谢紊乱综合征

1.“三多一少”

多饮、多食、多尿和体重减轻。

2.皮肤瘙痒

患者常有皮肤瘙痒，女性患者可出现外阴瘙痒。

3.其他症状

四肢酸痛、麻木、腰痛、性欲减退、月经失调、便秘和视物模糊等。

(二)并发症

1.糖尿病急性并发症

(1)糖尿病酮症酸中毒(diabetic ketoacidosis,DKA)：为最常见的糖尿病急症，以高血糖、酮症和酸中毒为主要表现。DKA最常见的诱因是感染，其他诱因有：胰岛素治疗中断或不适当减量、饮食不当、各种应激及酗酒等。临床表现为早期三多一少，症状加重；随后出现食欲缺乏、恶心、呕吐，多尿、口干、头痛、嗜睡，呼吸深快，呼气中有烂苹果味（丙酮）；后期严重失水、尿量减少、眼球下陷、皮肤黏膜干燥，血压下降、心率加快，四肢厥冷；晚期出现不同程度意识障碍。

（2）高渗高血糖综合征：是糖尿病急性代谢紊乱的另一临床类型，以严重高血糖、高血浆渗透压、脱水为特点，无明显酮症酸中毒，患者常有不同程度的意识障碍或昏迷。本病起病缓慢，最初表现为多尿、多饮，但多食不明显或反而食欲缺乏；随病情进展出现严重脱水和神经精神症状，患者反应迟钝、烦躁或淡漠、嗜睡，逐渐陷入昏迷、出现抽搐，晚期尿少甚至尿闭，但无酸中毒样深大呼吸。与DKA相比，失水更为严重、神经精神症状更为突出。

（3）感染性疾病：糖尿病容易并发各种感染，血糖控制差者更易发生，病情也更严重。

（4）低血糖：一般将血糖≤2.8 mmol/L作为低血糖的诊断标准，而糖尿病患者血糖值≤3.9 mmol/L就属于低血糖范畴。低血糖有两种临床类型，即空腹低血糖和餐后（反应性）低血糖。低血糖的临床表现呈发作性，具体分为两类：①自主（交感）神经过度兴奋表现多为出汗、颤抖、心悸、紧张、焦虑、饥饿、流涎、软弱无力、面色苍白、心率加快、四肢冰凉和收缩压轻度升高等。②脑功能障碍初期表现为精神不集中、思维和语言迟钝、头晕、嗜睡、视物不清、步态不稳，后可有幻觉、躁动、易怒、性格改变、认知障碍，严重时发生抽搐和昏迷。

2.糖尿病慢性并发症

（1）微血管病变：这是糖尿病的特异性并发症。微血管病变主要发生在视网膜、肾、神经和心肌组织，尤其以肾脏和视网膜病变最为显著。

（2）大血管病变：这是糖尿病最严重、突出的并发症，主要表现为动脉粥样硬化。动脉粥样硬化主要侵犯主动脉、冠状动脉、脑动脉、肾动脉和肢体外周动脉等。

（3）神经系统并发症：以周围神经病变最常见，通常为对称性，下肢较上肢严重，病情进展缓慢。患者常先出现肢端感觉异常，如呈袜子或手套状分布，伴麻木、烧灼、针刺感或如踏棉垫感，可伴痛觉过敏、疼痛；后期可有运动神经受累，出现肌力减弱甚至肌萎缩和瘫痪。

（4）糖尿病足：指与下肢远端神经异常和不同程度周围血管病变相关的足部溃疡、感染和（或）深层组织破坏，主要表现为足部溃疡、坏疽。糖尿病足是糖尿病最严重且需治疗费用最多的慢性并发症之一，是糖尿病非外伤性截肢的最主要原因。

(5)其他：糖尿病还可引起黄斑病、白内障、青光眼、屈光改变和虹膜睫状体病变等。牙周病是最常见的糖尿病口腔并发症。

在我国，糖尿病是导致成人失明、非创伤性截肢的主要原因；心血管疾病是使糖尿病患者致残、致死的主要原因。

四、辅助检查

(一)尿糖测定

尿糖受肾糖阈的影响。尿糖呈阳性只提示血糖值超过肾糖阈(大约10 mmol/L)，尿糖呈阴性不能排除糖尿病可能。

(二)血糖测定

血糖测定的方法有静脉血葡萄糖测定、毛细血管血葡萄糖测定和24小时动态血糖测定3种。前者用于诊断糖尿病，后两种仅用于糖尿病的监测。

(三)口服葡萄糖耐量试验

当血糖高于正常范围而又未达到诊断糖尿病标准时，须进行口服葡萄糖耐量试验(OGTT)。OGTT应在无摄入任何热量8小时后，清晨空腹进行，75 g无水葡萄糖，溶于250～300 mL水中，5～10分钟内饮完，空腹及开始饮葡萄糖水后2小时测静脉血浆葡萄糖。儿童服糖量按1.75 g/kg计算，总量不超过75 g。

(四)糖化血红蛋白 A_1 测定

糖化血红蛋白 A_1 测定：其测定值者取血前8～12周血糖的总水平，是糖尿病病情控制的监测指标之一，正常值是3%～6%。

(五)血浆胰岛素和C肽测定

主要用于胰岛β细胞功能的评价。

(六)其他

根据病情需要选用血脂、肝肾功能等常规检查，急性严重代谢紊乱时的酮体、电解质、酸碱平衡检查，心、肝、肾、脑、眼科以及神经系统的各项辅助检查等。

五、治疗要点

糖尿病管理须遵循早期和长期、积极而理性、综合治疗和全面达标、治疗措施个体化等原则。国际糖尿病联盟(IDF)提出糖尿病综合管理5个要点(有“五驾马车”之称)：糖尿病健康教育、医学营养治疗、运动治疗、血糖监测和药物治疗。

(一)健康教育

健康教育是重要的基础管理措施,是决定糖尿病管理成败的关键。每位糖尿病患者均应接受全面的糖尿病教育,充分认识糖尿病并掌握自我管理技能。

(二)医学营养治疗

医学营养治疗是糖尿病基础管理措施,是综合管理的重要组成部分。详见饮食护理。

(三)运动疗法

在糖尿病的管理中占重要地位,尤其对肥胖的2型糖尿病患者,运动可增加胰岛素敏感性,有助于控制血糖和体重。运动的原则是适量、经常性和个体化。详见运动护理。

(四)药物治疗

1.口服药物治疗

(1)促胰岛素分泌剂。①磺脲类药物:其作用不依赖于血糖浓度。常用的有格列苯脲、格列吡嗪、格列齐特、格列喹酮和格列美脲等。②非磺脲类药物:降血糖作用快而短,主要用于控制餐后高血糖。如瑞格列奈和那格列奈。

(2)增加胰岛素敏感性药物。①双胍类:常用的药物有二甲双胍。二甲双胍通常每天剂量500～1500 mg,分2～3次口服,最大剂量不超过每天2 g。②噻唑烷二酮类:也称格列酮类,有罗格列酮和吡格列酮两种制剂。

(3)α-葡萄糖苷酶抑制剂:作为2型糖尿病第一线药物,尤其适用于空腹血糖正常(或偏高)而餐后血糖明显升高者。常用药物有阿卡波糖和伏格列波糖。

2.胰岛素治疗

胰岛素治疗是控制高血糖的重要和有效手段。

(1)适应证:①1型糖尿病。②合并各种严重的糖尿病急性或慢性并发症。③处于应激状态,如手术、妊娠和分娩等。④2型糖尿病血糖控制不满意,β细胞功能明显减退者。⑤某些特殊类型糖尿病。

(2)制剂类型:按作用快慢和维持作用时间长短,可分为速效、短效、中效、长效和预混胰岛素5类。根据胰岛素的来源不同,可分为动物胰岛素、人胰岛素和胰岛素类似物。

(3)使用原则:①胰岛素治疗应在综合治疗基础上进行。②胰岛素治疗方案应力求模拟生理性胰岛素分泌模式。③从小剂量开始,根据血糖水平逐渐调整。

(五)人工胰

人工胰由血糖感受器、微型电子计算机和胰岛素泵组成。目前尚未广泛应用。

(六)胰腺和胰岛细胞移植

治疗对象主要为1型糖尿病患者,目前尚局限于伴终末期肾病的患者。

(七)手术治疗

部分国家已将减重手术(代谢手术)推荐为肥胖2型糖尿病患者的可选择的治疗方法之一,我国也已开展这方面的治疗。

(八)糖尿病急性并发症的治疗

1.糖尿病酮症酸中毒

对于早期酮症患者,仅需给予足量短效胰岛素和口服液体,严密观察病情,严密监测血糖、血酮变化,调节胰岛素剂量。对于出现昏迷的患者应立即抢救,具体方法如下。

(1)补液:是治疗的关键环节。基本原则是"先快后慢,先盐后糖"。在1~2小时内输入0.9%氯化钠溶液1000~2000 mL,前4小时输入所计算失水量的1/3。24小时输液量应包括已失水量和部分继续失水量,一般为4000~6000 mL,严重失水者可达6000~8000 mL。

(2)小剂量胰岛素治疗:每小时0.1 U/kg的短效胰岛素加入生理盐水中持续静脉滴注或静脉泵入。根据血糖值调节胰岛素的泵入速度,血糖下降速度一般以每小时3.9~6.1 mmol/L(70~110 mg/dL)为宜,每1~2小时复查血糖;病情稳定后过渡到胰岛素常规皮下注射。

(3)纠正电解质及酸碱平衡失调:①轻度酸中毒一般不必补碱。补碱指征为血pH<7.1,HCO_3^-<5 mmol/L。应采用等渗碳酸氢钠(1.25%~1.4%)溶液。补碱不宜过多、过快,以避免诱发或加重脑水肿。②根据血钾和尿量补钾。

(4)防治诱因和处理并发症:如休克、严重感染、心力衰竭、心律失常、肾衰竭、脑水肿和急性胃扩张等。

2.高渗高血糖综合征

治疗原则同DKA。严重失水时,24小时补液量可达6000~10 000 mL。

3.低血糖

对轻至中度的低血糖,口服糖水或含糖饮料,进食面包、饼干、水果等即可缓解。重者和疑似低血糖昏迷的患者,应及时测定毛细血管血糖,甚至无须血糖结果,及时给予50%葡萄糖60~100 mL静脉注射,继以5%~10%葡萄糖液静脉滴注。另外,应积极寻找病因,对因治疗。

(九)糖尿病慢性并发症的治疗

1.糖尿病足

控制高血糖、血脂异常和高血压,改善全身营养状况和纠正水肿等;神经性足溃疡给予规范的伤口处理;给予扩血管和改善循环治疗;有感染出现时给予抗感染治疗;必要时行手术治疗。

2.糖尿病高血压

血脂紊乱和大血管病变,要控制糖尿病患者血压<130/80 mmHg;如尿蛋白排泄量达到1 g/24 h,血压应控制低于125/75 mmHg。低密度脂蛋白胆固醇(LDL-C)的目标值为<2.6 mmol/L。

3.糖尿病肾病

早期筛查微量蛋白尿及评估GFR。早期应用血管紧张素转化酶抑制剂或血管紧张素Ⅱ受体拮抗剂,除可降低血压外,还可减轻微量清蛋白尿和使GFR下降缓慢。

4.糖尿病视网膜病变

定期检查眼底,必要时尽早使用激光进行光凝治疗。

5.糖尿病周围神经病变

早期严格控制血糖并保持血糖稳定是糖尿病神经病变最重要和有效的防治方法。在综合治疗的基础上,采用多种维生素及对症治疗可改善症状。

六、护理措施

(一)一般护理

1.饮食护理

应帮助患者制订合理、个性化的饮食计划,并鼓励和督促患者坚持执行。

(1)制订总热量。①计算理想体重(简易公式法):理想体重(kg)=身高(cm)-105。②计算总热量:成年人休息状态下每天每千克理想体重给予热量105~126 kJ,轻体力劳动126~147 kJ,中度体力劳动147~167 kJ,重体力劳动>167 kJ。儿童、孕妇、乳母、营养不良和消瘦以及伴有消耗性疾病者应酌情增加,肥胖者酌减,使体重逐渐恢复至理想体重的±5%左右。

(2)食物的组成和分配。①食物组成:总的原则是高碳水化合物、低脂肪、适量蛋白质和高纤维的膳食。碳水化合物所提供的热量占饮食总热量的50%~

60%，蛋白质的摄入量占供能比的 10%～15%，脂肪所提供的热量不超过总热量的 30%，饱和脂肪酸不应超过总热量的 7%，每天胆固醇摄入量宜<300 mg。②确定每天饮食总热量和碳水化合物、脂肪、蛋白质的组成后，按每克碳水化合物、蛋白质产热 16.7 kJ，每克脂肪产热 37.7 kJ，将热量换算为食品后制订食谱，可按每天三餐分配为 1/5、2/5、2/5 或 1/3、1/3、1/3。

(3)注意事项。①超重者，禁食油炸、油煎食物，炒菜宜用植物油，少食动物内脏、蟹黄、蛋黄、鱼子、虾子等含胆固醇高的食物。②每天食盐摄入量应<6 g，限制摄入含盐高的食物，如加工食品、调味酱等。③严格限制各种甜食：包括各种糖果、饼干、含糖饮料、水果等。为满足患者口味，可使用甜味剂。对于血糖控制较好者，可在两餐之间或睡前加水果，例如，苹果、梨、橙子等。④限制饮酒量，尽量不饮白酒，不宜空腹饮酒。每天饮酒量≤1 份标准量(1 份标准量为：啤酒 350 mL或红酒 150 mL 或低度白酒 45 mL，各约含乙醇 15 g)。

2.运动护理

(1)糖尿病患者运动锻炼的原则：有氧运动、持之以恒和量力而行。

(2)运动方式的选择：有氧运动为主，如散步、慢跑、快走、骑自行车、做广播体操、打太极拳和球类活动等。

(3)运动量的选择：合适的运动强度为活动时患者的心率达到个体 60%的最大氧耗量，简易计算方法为：心率=170－年龄。

(4)运动时间的选择：最佳运动时间是餐后 1 小时(以进食开始计时)。每天安排一定量的运动，至少每周 3 次。每次运动时间 30～40 分钟，包括运动前作准备活动和运动结束时的整理运动时间。

(5)运动的注意事项：①不宜空腹时进行，运动过程应补充水分，携带糖果，出现低血糖症状时，立即食用。②运动过程中出现胸闷、胸痛、视物模糊等应立即停止运动，并及时处理。③血糖>14 mmol/L，应减少活动，增加休息。④随身携带糖尿病卡以备急需。⑤运动时，穿宽松的衣服，棉质的袜子和舒适的鞋子，可以有效排汗和保护双脚。

(二)用药护理

1.口服用药的护理

指导患者正确服用口服降糖药，了解各类降糖药的作用、剂量、用法、不良反应和注意事项。

(1)口服磺脲类药物的护理：①协助患者于早餐前 30 分钟服用，每天多次服用的磺脲类药物应在餐前 30 分钟服用。②严密观察药物的不良反应。最主要的不良反应是低血糖，护士应教会患者正确识别低血糖的症状及如何及时应对和选择医疗支持。③注意药物之间的协同与拮抗。水杨酸类、磺胺类、保泰松、利血平、β受体阻滞剂等药物与磺脲类药物合用时会产生协同作用，增强后者的降糖作用；噻嗪类利尿剂、呋塞米、依他尼酸、糖皮质激素等药物与磺脲类药物合用时会产生拮抗作用，降低后者的降糖作用。

(2)口服双胍类药物的护理：①指导患者餐中或餐后服药。②如出现轻微胃肠道反应，给予患者讲解和指导，以减轻患者的紧张或恐惧心理。③用药期间限制饮酒。

(3)口服α-葡萄糖苷酶抑制剂类药物的护理：①应与第一口饭同时服用。②本药的不良反应有腹部胀气、排气增多或腹泻等症状，在继续使用或减量后消失。③服用该药时，如果饮食中淀粉类比例太低，而单糖或啤酒过多则疗效不佳。④出现低血糖时，应直接给予葡萄糖口服或静脉注射，进食淀粉类食物无效。

(4)口服噻唑烷二酮类药物的护理：①每天服用1次，可在餐前、餐中、餐后任何时间服用，但服药时间应尽可能固定。②密切观察有无水肿、体重增加等不良反应，缺血性心血管疾病的风险增加，一旦出现应立即停药。③如果发现食欲缺乏等情况，警惕肝功能损害。

2.使用胰岛素的护理

(1)胰岛素的保存：①未开封的胰岛素放于冰箱4～8 ℃冷藏保存，勿放在冰箱门上，以免震荡受损。②正在使用的胰岛素在常温下(≤28 ℃)可使用28天，无须放入冰箱。③运输过程尽量保持低温，避免过热、光照和剧烈晃动等，否则可因蛋白质凝固变性而失效。

(2)胰岛素的注射途径：包括静脉注射和皮下注射。注射工具有胰岛素专用注射器、胰岛素笔和胰岛素泵。

(3)胰岛素的注射部位：皮下注射胰岛素时，宜选择皮肤疏松部位，如上臂三角肌、臀大肌、大腿前侧、腹部等。进行运动锻炼时，不要选择大腿、臂部等要活动的部位注射。注射部位要经常更换，如在同一区域注射，必须与上次注射部位相距1 cm以上，选择无硬结的部位。

(4)胰岛素不良反应的观察与处理：①低血糖反应。②变态反应表现为注射部位瘙痒，继而出现荨麻疹样皮疹，全身性荨麻疹少见。处理措施包括更换高纯胰岛素，使用抗组胺药及脱敏疗法，严重反应者中断胰岛素治疗。③注射部位皮下脂肪萎缩或增生时，采用多点、多部位皮下注射和及时更换针头可预防其发生。若发生则停止注射该部位后可缓慢自然恢复。④胰岛素治疗初期可发生轻度水肿，以颜面和四肢多见，可自行缓解。⑤部分患者出现视物模糊，多为晶状体屈光改变，常于数周内自然恢复。⑥体重增加以老年2型糖尿病患者多见，多引起腹部肥胖。护士应指导患者配合饮食、运动治疗控制体重。

(5)使用胰岛素的注意事项：①准确执行医嘱，按时注射。对40 U/mL和100 U/mL两种规格的胰岛素，使用时应注意注射器与胰岛素浓度的匹配。②长、短效或中、短效胰岛素混合使用时，应先抽吸短效胰岛素，再抽吸长效胰岛素，然后混匀，禁忌反向操作。③注射胰岛素时应严格无菌操作，防止发生感染。④胰岛素治疗的患者，应每天监测血糖2～4次，出现血糖波动过大或过高，及时通知医师。⑤使用胰岛素笔时要注意笔与笔芯是否匹配，每次注射前确认笔内是否有足够的剂量，药液是否变质。每次注射前安置新针头，使用后丢弃。⑥用药期间定期检查血糖、尿常规、肝肾功能、视力、眼底视网膜血管、血压及心电图等，了解病情及糖尿病并发症的情况。⑦指导患者配合糖尿病饮食和运动治疗。

(三)并发症的护理

1.低血糖的护理

(1)加强预防：①指导患者应用胰岛素和胰岛素促分泌剂，从小剂量开始，逐渐增加剂量，谨慎调整剂量。②指导患者定时定量进餐，如果进餐量较少，应相应减少药物剂量。③指导患者运动量增加时，运动前应增加额外的碳水化合物的摄入。④乙醇能直接导致低血糖，应指导患者避免酗酒和空腹饮酒。⑤容易在后半夜及清晨发生低血糖的患者，晚餐适当增加主食或含蛋白质较高的食物。

(2)症状观察和血糖监测：观察患者有无低血糖的临床表现，尤其是服用胰岛素促分泌剂和注射胰岛素的患者。对老年患者的血糖不宜控制过严，一般空腹血糖≤7.8 mmol/L，餐后血糖≤11.1 mmol/L即可。

(3)急救护理：一旦确定患者发生低血糖，应尽快给予糖分补充，解除脑细胞缺糖状态，并帮助患者寻找诱因，给予健康指导，避免再次发生。

2.高渗高血糖综合征的护理

(1)预防措施：定期监测血糖，应激状况时每天监测血糖。合理用药，不要随意减量或停药。保证充足的水分摄入。

(2)病情监测：严密观察患者的生命体征、意识和瞳孔的变化，记录24小时出入液量等。遵医嘱定时监测血糖、血钠和渗透压的变化。

(3)急救配合与护理：①立即开放两条静脉通路，准确执行医嘱，输入胰岛素，按照正确的顺序和速度输入液体。②绝对卧床休息，注意保暖，给予患者持续低流量吸氧。③加强生活护理，尤其是口腔护理、皮肤护理。④昏迷者按昏迷常规护理。

3.糖尿病足的预防与护理

(1)足部观察与检查：①每天检查双足1次，视力不佳者，亲友可代为检查。②了解足部有无感觉减退、麻木、刺痛感；观察足部的皮肤温度、颜色及足背动脉搏动情况。③注意检查趾甲、趾间、足底皮肤有无红肿、破溃、坏死等损伤。④定期做足部保护性感觉的测试，常用尼龙单丝测试。

(2)日常保护措施：保持足部清洁，避免感染，每天清洗足部1次，10分钟左右；水温适宜，不能烫脚；洗完后用柔软的浅色毛巾擦干，尤其是脚趾间；皮肤干燥者可涂护肤软膏，但不要太油，不能常用。

(3)预防外伤：①指导患者不能赤足走路，外出时不能穿拖鞋和凉鞋，不能光脚穿鞋，禁忌穿高跟鞋和尖头鞋，防止脚受伤。②应帮助视力不好的患者修剪趾甲，趾甲修剪与脚趾平齐，并锉圆边缘尖锐部分。③冬天不要使用热水袋、电热毯或烤灯保暖，防止烫伤，同时应注意预防冻伤。夏天注意避免蚊虫叮咬。④避免足部针灸、修脚等，防止意外感染。

(4)选择合适的鞋袜：①指导患者选择厚底、圆头、宽松、系鞋带的鞋子；鞋子的面料以软皮、帆布或布面等透气性好的面料为佳；购鞋时间最好是下午，需穿袜子试穿，新鞋第1次穿20～30分钟，之后再延长穿鞋时间。②袜子选择以浅色、弹性好、吸汗、透气及散热好的棉质袜子为佳，大小适中、无破洞和不粗糙。

(5)促进肢体血液循环：①指导患者步行和进行腿部运动(如提脚尖，即脚尖提起、放下，重复20次。试着以单脚承受全身力量来做)。②避免盘腿坐或跷二郎腿。

(6)积极控制血糖，说服患者戒烟：足溃疡的教育应从早期指导患者控制和监测血糖开始。同时告知患者戒烟，因吸烟会导致局部血管收缩而促进足溃疡的发生。

(7)及时就诊：如果伤口出现感染或久治不愈，应及时就医，进行专业处理。

(四)心理护理

糖尿病患者常见的心理特征有：否定、怀疑、恐惧紧张、焦虑烦躁、悲观抑郁、轻视麻痹、愤怒拒绝和内疚混乱等。针对以上特征，护理人员应对患者进行有针对性的心理护理。糖尿病患者的心理护理因人而异，但对每一个患者，护士都要做到以和蔼可亲的态度进行耐心细致、科学专业的讲解。

(1)当患者拒绝承认患病事实时，护士应耐心主动地向患者讲解糖尿病相关的知识，使患者消除否定、怀疑、拒绝的心理，并积极主动地配合治疗。

(2)有轻视、麻痹心理的患者，应耐心的向患者讲解不重视治疗的后果及各种并发症的严重危害，使患者积极地配合治疗。

(3)指导患者学习糖尿病自我管理的知识，帮助患者树立战胜疾病的信心，使患者逐渐消除上述心理。

(4)寻求社会支持，动员糖尿病患者的亲友学习糖尿病相关知识，理解糖尿病患者的困境，全面支持患者。

第八章

神经系统疾病的护理

第一节 脑 梗 死

脑梗死又称缺血性脑卒中，是指各种原因所致脑部血液供应障碍，导致局部脑组织缺血、缺氧性坏死，而出现相应神经功能缺损的一类临床综合征。脑梗死是卒中最常见类型，占 70%～80%。依据局部脑组织发生缺血坏死的机制可将脑梗死分为 3 种病理生理学类型：脑血栓形成、脑栓塞和血流动力学机制所致的脑梗死。

脑血栓形成是脑梗死常见的类型，动脉粥样硬化是本病的根本病因。因此，临床上脑血栓形成主要指大动脉粥样硬化性脑梗死。

一、病因

(一)脑动脉粥样硬化

脑动脉粥样硬化为脑血栓形成最常见和最基本的病因，常伴高血压，且两者互为因果。糖尿病和高脂血症可加速脑动脉粥样硬化的进程。

(二)动脉炎

如结缔组织病、细菌、病毒和螺旋体感染等均可导致动脉炎症，使管腔狭窄或闭塞。

(三)其他

真性红细胞增多症、血小板增多症、弥散性血管内凝血、脑淀粉样血管病和颅内外夹层动脉瘤等。

二、临床表现

脑梗死的临床表现与梗死部位、受损区侧支循环等有关。

(一)临床特点

(1)多见于50岁以上有动脉粥样硬化、高血压、高血脂和糖尿病者。

(2)安静或休息状态发病,部分患者发病前有肢体麻木、无力等前驱症状或短暂性脑缺血发作。

(3)起病缓慢,症状多在发病后10小时或1～2天达高峰。

(4)以偏瘫、失语、偏身感觉障碍和共济失调等局灶定位症状为主。

(5)部分患者可有头痛、呕吐和意识障碍等症状。

(二)临床类型

根据起病方式和病程可分为以下临床类型。

1.完全型

起病后6小时内病情达高峰,病情重,表现为一侧肢体完全瘫痪甚至昏迷。

2.进展型

发病后症状在48小时内逐渐进展或呈阶梯式加重。

3.缓慢进展型

起病2周后症状仍逐渐发展。多见于颈内动脉颅外段血栓形成,与全身或局部因素所致脑灌注减少有关。

4.可逆性缺血性神经功能缺失

症状和体征持续时间超过24小时,但在1～3周内完全恢复,不留任何后遗症。

三、辅助检查

(一)血液和心电图检查

有利于发现脑梗死的危险因素和病因,对鉴别诊断也有价值。包括血常规、血流动力学变化、血生化(血糖、血脂、肾功能、电解质)和凝血功能检查。

(二)神经影像学检查

可直观显示脑梗死的范围、部位、血管分布、有无出血、病灶的新旧等。

(1)发病后应尽快做CT检查,发病当天多无改变,但可除外脑出血,多数病例发病24小时后脑梗死区出现低密度灶。

(2)MRI检查可清晰显示早期缺血性梗死,脑干、小脑梗死和静脉窦血栓形成等。

(3)血管造影检查可发现血管狭窄、闭塞及其他血管病变,如动脉瘤、动静脉畸形、动脉炎和脑底异常血管网病(烟雾病)等。

(三)腰穿检查

仅在无条件进行 CT 检查、临床又难以区别脑梗死与脑出血时进行。

(四)经颅多普勒检查

对评估颅内外血管狭窄、闭塞、痉挛或血管侧支循环建立情况有帮助。

四、治疗

本病的治疗原则是超早期、个体化和整体化治疗。

(一)急性期治疗

1.早期溶栓

发病至静脉溶栓治疗开始时间＜4.5 小时,常用溶栓药物包括尿激酶和重组组织型纤溶酶原激活物。

2.调整血压

遵循个体化、慎重、适度原则。在发病 24 小时内,为改善缺血脑组织的灌注,维持较高的血压是非常重要的。通常只有当收缩压＞200 mmHg 或舒张压＞110 mmHg 时,才需要降低血压。

3.防治脑水肿

多见于大面积脑梗死患者,脑水肿常于发病后 3～5 天达高峰。治疗目的是降低颅内压、维持足够脑灌注和预防脑疝发生。可应用 20%甘露醇、呋塞米和甘油果糖等药物。

4.控制血糖

急性期高血糖较常见,可以是原有糖尿病的表现或应激反应。应常规检查血糖,将血糖控制在 7.8～10 mmol/L。

5.抗血小板治疗

常用抗血小板聚集剂包括阿司匹林和氯吡格雷。未行溶栓的急性脑梗死患者应在 48 小时之内尽早服用阿司匹林,一般不在溶栓后 24 小时内使用抗血小板或抗凝治疗,以免增加脑出血风险。

6.抗凝治疗

主要包括肝素、低分子肝素和华法林。一般不推荐急性期应用抗凝药来预防卒中复发、阻止病情恶化或改善预后。但对于合并高凝状态有深静脉血栓形成和肺栓塞的高危患者,可以预防性使用抗凝治疗。

7.脑保护治疗

脑保护剂包括自由基清除剂、阿片受体阻滞剂、钙通道阻滞剂、兴奋性氨基酸受体阻断剂和镁离子等。可通过降低脑代谢、干预缺血引发细胞毒性机制减轻缺血性脑损伤。

8.外科或介入治疗

对幕上大面积脑梗死伴有严重脑水肿、占位效应和脑疝形成征象者，可行去骨瓣减压术；小脑梗死使脑干受压导致病情恶化时，可行抽吸梗死小脑组织和后颅窝减压术以挽救患者生命。颈动脉狭窄＞70％的患者可考虑颈动脉内膜切除术、血管成形术和血管内支架植入术。

9.康复治疗

应早期进行，并遵循个体化原则，制订早期和长期计划，分阶段、因地制宜地选择治疗方法，对患者进行针对性体能和技能训练，降低致残率，增进神经功能恢复，提高生活质量，早日重返社会。

(二)恢复期治疗

通常卒中发病2周后即进入恢复期。对于病情稳定的急性卒中患者，应尽可能早期安全启动卒中二级预防，包括：①控制卒中危险因素；②抗血小板治疗；③抗凝治疗；④康复治疗。

五、护理措施

(一)病情观察

1.病情观察

密切观察病情变化，如患者再次出现偏瘫或原症状加重等，考虑是否原梗死灶扩大及合并颅内出血，应立即报告医师。

2.症状、体征的观察

定时监测生命体征和意识、瞳孔的变化，尤其使血压维持在略高于病前水平；若发现颅内压升高症状，按医嘱快速静脉滴注脱水剂。

(二)安全护理

防止患者坠床和跌倒。床铺高度适中，应有保护性床挡；躁动患者适当约束；建立“无障碍通道”；走廊、厕所要装扶手；地面干燥，防湿、防滑，去除门槛。

(三)用药护理

1.溶栓和抗凝药物

严格掌握药物剂量，监测出凝血时间和凝血酶原时间，观察有无黑粪、牙龈出血、皮肤瘀点及瘀斑等出血表现。密切观察症状和体征的变化，观察有无并发颅内出血。观察有无栓子脱落所致其他部位栓塞的表现。

2.甘露醇

监测尿量及尿液颜色，准确记录 24 小时出入水量；观察有无药物结晶阻塞肾小管所致少尿、血尿等急性肾衰竭的表现；观察有无头痛、呕吐和意识障碍等低颅压综合征的表现。

（四）吞咽障碍的护理

1.吞咽功能的评估

观察患者能否经口进食及进食类型（固体、流质、半流质）、进食量和进食速度，饮水时有无呛咳；评估患者吞咽功能。由多种原因导致食物不能经口腔进入到胃中称为吞咽困难，表现为液体或固体食物进入口腔、吞下过程发生障碍或吞下时发生呛咳、哽噎。可用下述方法对吞咽功能进行评定。

（1）视频荧光造影：这是目前最可信的吞咽功能评价方法。调制不同黏度的造影剂，让患者吞服，在荧光剂下摄录整个吞咽过程，评价吞咽障碍的程度和部位。

（2）吞唾液测试：患者取坐位，护士将手指放在患者的喉结及舌骨处，观察在 30 秒内患者吞咽的次数和活动度。

（3）洼田饮水试验：患者取坐位，饮温水 30 mL，观察饮水经过并记录时间。

（4）摄食-吞咽过程评定：观察进食情况、咀嚼运动、食团运送情况、吞咽后有无食物吸入及残留。

2.饮食护理

（1）体位选择：能坐者取坐位进食，头略前屈，不能坐起者将床头摇起 30°，头下垫枕，头部前屈，可以减少误吸的危险。

（2）食物的选择：选择营养丰富、易消化的清淡食物，食物柔软、密度与性状均一，不易松散，有一定黏度，不易黏在黏膜上，便于吞咽。

（3）对不能吞咽的患者，应给予鼻饲饮食，加强留置胃管的护理。

3.防止窒息

进食前应注意休息，保持进餐环境的安静、舒适，减少进餐时环境中分散注意力的干扰因素。床旁备吸引装置，及时清理口、鼻腔内分泌物和呕吐物，保持呼吸道通畅，预防窒息和吸入性肺炎。

（五）康复护理

早期给予康复干预有助于抑制和减轻肢体痉挛姿势的出现与发展，能预防并发症、促进康复、减轻致残程度和提高生活质量。常见的康复干预包括重视患侧刺激，保持良好的肢体位置，体位变换，床上运动训练等。

第二节　脑　出　血

脑出血是指非外伤性脑实质内出血，发病率为每年(60～80)/10 万，在我国占全部脑卒中的 20%～30%。虽然脑出血发病率低于脑梗死，但其致死率却高于后者，急性期病死率为 30%～40%。

一、病因与发病机制

(一)病因

最常见的病因是高血压合并细小动脉粥样硬化，其他病因包括脑动脉粥样硬化、颅内动脉瘤和动静脉畸形、脑动脉炎、脑淀粉样血管病变、血液病(如白血病、再生障碍性贫血、血小板减少性紫癜、血友病、红细胞增多症等)、抗凝或溶栓治疗等。

(二)发病机制

高血压脑出血的主要发病机制是由脑内细小动脉在长期高血压作用下发生慢性病变破裂所致。颅内动脉具有中层肌细胞和外弹力层缺失的特点。长期高血压可使脑细小动脉发生玻璃样变性、纤维素样坏死，甚至形成微动脉瘤或夹层动脉瘤，在此基础上血压骤然升高时易导致血管破裂出血。

二、临床表现

脑出血常发生于中老年人，男性略多见，北方多于南方，冬春季发病较多，多有高血压病史，常在情绪激动、用力排便、饱餐、剧烈运动时发生，数分钟到数小时达高峰。因出血部位及出血量不同而临床表现各异。

(一)基底核区出血

1.壳核出血

最常见，占脑出血病例的 50%～60%，由豆纹动脉尤其是其外侧支破裂所致。常有对侧偏瘫、偏身感觉缺失和同向性偏盲，优势半球受累可有失语。

2.丘脑出血

占脑出血病例的10%～15%，由丘脑膝状体和丘脑穿通动脉破裂所致。丘脑出血的特征是上视麻痹、瞳孔缩小和对光反射丧失。丘脑出血经常造成邻近结构损害，出现眼球向病灶对侧注视、失语(优势侧半球受累)、偏瘫(多为下肢重于上肢)和对侧半身深浅感觉减退，感觉过敏或自发性疼痛。

3.尾状核头出血

较少见，多由高血压动脉粥样硬化和血管畸形破裂所致。常有头痛、呕吐、颈强直和精神症状，神经系统缺损症状并不多见。

(二)脑叶出血

脑叶出血占脑出血的5%～10%，出血以顶叶最常见，其次为颞叶、枕叶、额叶，也可多发脑叶出血。

1.额叶出血

前额痛、呕吐、痫性发作较多见，对侧偏瘫、共同偏视、精神障碍，优势半球出血时可出现运动性失语。

2.顶叶出血

偏瘫较轻，而偏侧感觉障碍显著，对侧下象限盲，优势半球出血时可出现混合性失语。

3.颞叶出血

表现为对侧中枢性面舌瘫及上肢为主的瘫痪，对侧上象限盲，优势半球出血时可出现感觉性失语或混合性失语；可有颞叶癫痫、幻嗅、幻视。

4.枕叶出血

对侧同向性偏盲，并有黄斑回避现象，可有一过性黑矇和视物变形，多无肢体瘫痪。

5.较大的脑叶出血

会累及两个或多个脑叶，出现严重的神经功能缺损和意识障碍。

(三)脑桥出血

脑桥出血约占脑出血的10%，多由基底动脉脑桥支破裂所致。出血量少时可意识清楚，可出现交叉性瘫痪、偏瘫或四肢瘫，眩晕、复视、眼球不同轴，可表现为Foville综合征(同侧凝视麻痹和周围性面瘫，对侧偏瘫)、Millard-Gubler综合征(展神经及面神经交叉瘫)；出血量大时，患者迅速进入昏迷状态，双侧瞳孔呈针尖样，呕吐咖啡样胃内容物，中枢性高热及中枢性呼吸障碍，四肢瘫痪和去大脑强直，多在48小时内死亡。

（四）中脑出血

中脑出血少见，突然出现复视、眼睑下垂；一侧或两侧瞳孔扩大、眼球不同轴、水平或垂直眼震、同侧肢体共济失调，严重者很快出现意识障碍、去大脑强直，可迅速死亡。

（五）小脑出血

小脑出血约占脑出血的10%，多由小脑上动脉分支破裂所致。起病突然，发病时意识清楚，眩晕明显，频繁呕吐，枕部疼痛，无肢体瘫痪，瞳孔往往缩小，一侧肢体笨拙，行动不稳，共济失调，眼球震颤；晚期病情加重，意识模糊或昏迷，瞳孔散大，中枢性呼吸障碍，最后死于枕骨大孔疝。

（六）脑室出血

脑室出血占脑出血的3%～5%，小量脑室出血常有头痛、呕吐、脑膜刺激征，一般无意识障碍及局灶性神经缺损体征。大量脑室出血常起病急骤、迅速出现昏迷，频繁呕吐，呈针尖样瞳孔，眼球分离斜视或浮动，四肢弛缓性瘫痪，可有去大脑强直，呼吸深大，鼾声明显，体温明显升高，多迅速死亡。

三、辅助检查

（一）头颅CT检查

CT检查是确诊脑出血的首选检查方法，可清晰准确显示出血部位、出血量大小、血肿形态、脑水肿情况及是否破入脑室等，发病后即刻出现边界清楚的高密度影像（图8-1）。

（二）头颅MRI和MRA检查

MRI和MRA检查对发现结构异常，明确脑出血的病因很有帮助。对检出脑干、小脑的出血灶和监测脑出血的演进过程优于CT扫描，对急症脑出血诊断不及CT检查。MRA检查可发现脑血管畸形、血管瘤等病变。

（三）脑脊液检查

脑出血患者一般无须进行腰椎穿刺检查，以免诱发脑疝，如需排除颅内感染和蛛网膜下腔出血，可谨慎进行。

（四）数字减影脑血管造影

脑血管造影可清楚地显示异常血管和造影剂外漏的破裂血管及部位。易于发现脑动脉瘤、脑血管畸形等脑出血的原因。

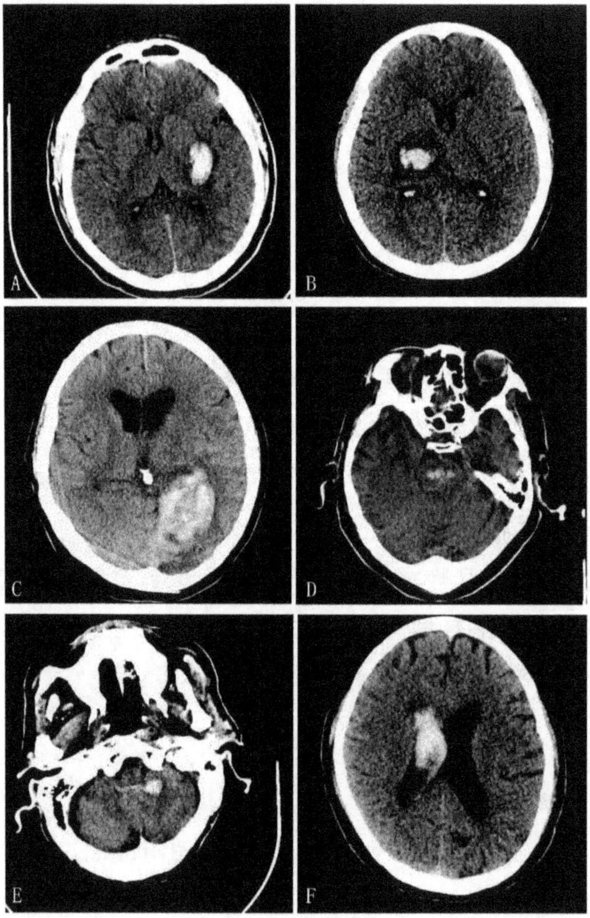

图 8-1　CT **显示不同部位高密度出血灶**

A.左侧壳核出血；B.右丘脑出血；C.左侧枕叶出血；D.脑桥出血；E.左小脑出血；F.脑室出血

(五)其他检查

其他检查包括血常规、血液生化、凝血功能、心电图检查和胸部 X 线摄片检查等，有助于了解患者的全身状态。

四、治疗

治疗原则为安静卧床、脱水降颅压、调整血压、防止继续出血、减轻血肿所致继发性损害、促进神经功能恢复、防治并发症，以挽救生命、降低病死率与致残率和减少复发。

(一)调整血压

脑出血常伴颅内高压,此时高血压是维持有效脑灌流所必需的,过分降血压可能减少脑灌流,加重脑水肿。因此,脑出血急性期一般不予应用降压药物,而以脱水降颅压治疗为基础。但血压过高时,可增加再出血的风险,应积极控制血压。通常只有当收缩压＞200 mmHg 或舒张压＞110 mmHg 时,才需要降血压,使血压维持在略高于发病前水平或 180/105 mmHg 左右。

(二)降低颅内压

脑水肿颅内压升高是影响急性出血性卒中预后最重要因素。降低颅内压是治疗急性出血性脑血管病的关键。目的在于减轻脑水肿,防止脑疝形成。目前最常用的是高渗脱水剂和利尿剂,可应用 20%甘露醇、呋塞米和甘油果糖等药物。

(三)止血治疗

6-氨基己酸、氨甲苯酸、巴曲酶等止血药物对高血压动脉硬化性出血的作用不大。如果有凝血功能障碍,可针对性给予止血药物治疗。

(四)亚低温治疗

亚低温治疗是脑出血的辅助治疗方法,可减轻脑水肿,减少自由基生成,促进神经功能缺损恢复,改善患者预后,且无不良反应,安全有效。采用降温毯、降温仪、降温头盔等进行全身和头部局部降温,将温度控制在 32～35 ℃。

(五)外科治疗

严重脑出血危急患者生命时内科治疗通常无效,外科治疗则可挽救患者生命。主要手术方法包括去骨瓣减压术、小骨窗开颅血肿清除术、钻孔血肿抽吸术和脑室穿刺引流术等。

(六)康复治疗

脑出血后,只要患者生命体征平稳、病情不再进展,宜尽早进行康复治疗。早期分阶段综合康复治疗对恢复患者的神经功能,提高生活质量有益。

五、护理措施

(一)休息与安全

(1)急性期绝对卧床休息 2～4 周,抬高床头 15°～30°,以减少脑部的血流量,减轻脑水肿,但应避免过度搬动或抬高头部。

(2)病室环境安静舒适，减少探视，过度烦躁不安的患者可遵医嘱应用镇静药。

(3)各项治疗护理操作宜集中进行，以减少刺激。

(4)保持大便通畅，禁忌用力屏气排便，以防再次出血。

(5)意识障碍或出现精神症状的患者，加保护性床挡，必要时用约束带适当约束。

(二)饮食指导

昏迷或吞咽障碍者，发病第2～3天遵医嘱给予鼻饲饮食。意识清醒者如无吞咽困难，可给予易吞咽软食。不能坐起者将床头摇起30°，进食宜缓慢，防止误吸引起窒息或肺部感染。床旁备吸引装置，及时清理口、鼻腔内分泌物和呕吐物，保持呼吸道通畅。

(三)病情观察

1.症状、体征的观察

医护人员密切观察病情变化，如患者发生意识障碍，常提示出血量大、继续出血或脑疝发生，应立即报告医师，并密切监测生命体征、意识、瞳孔、肢体功能等变化。

2.控制脑水肿

脑出血后48小时水肿达到高峰，维持3～5天或更长时间后逐渐消退。常用20%的甘露醇125 mL静脉滴注，速度要快(20～30分钟内滴完)，观察尿量，如用药后4小时内尿量少于250 mL，要慎重或停用。

(四)康复锻炼

脑出血稳定后宜尽早进行康复锻炼，包括肢体和语言功能的训练等，有助于预防并发症、促进康复、减轻致残程度和提高生活质量。

1.保持瘫痪肢体功能位置

患者进行关节按摩及被动运动以免肢体废用，病情稳定后可进行康复功能训练。

2.语言训练与肢体康复应同步进行

医护人员与患者进行语言交流，由简到繁、反复练习、持之以恒，并及时鼓励其进步，增强其康复的信心。

第三节　帕金森病

帕金森病(Parkinson's disease,PD)又称震颤麻痹,是发生于中老年人群的进展性神经系统变性疾病,其主要病理改变为以黑质部分为主的多巴胺能神经元的进行性丢失及残存神经元内路易氏包涵体的形成。主要临床特征为静止性震颤、肌强直、运动迟缓和姿势反射障碍。

一、病因

帕金森病的病因尽管不清,但目前的研究发现,外部环境、毒素的接触是导致黑质-纹状体多巴胺神经元死亡的重要因素。比如,农药鱼藤酮等就是主要攻击黑质的一种杀虫剂;还有一些因素,如一氧化碳中毒、病毒感染及脑血管病、甲状旁腺病变,也可造成帕金森病样的表现。

(一)环境因素

流行病学调查结果发现,帕金森病的患病率存在地区差异。所以,人们怀疑可能是环境中存在一些有毒物质损伤了大脑的神经元。

(二)家族遗传性

医学家们在长期的实践中,发现帕金森病似乎有家族聚集的倾向,有帕金森病患者的家族,其亲属的发病率较正常人群高一些。

(三)遗传易感性

尽管帕金森病的发生可能与年龄老化和环境毒素有关,但是并非所有老年人或暴露于同一环境的人都会出现帕金森病。这说明可能存在易感性。

(四)种族和地区

帕金森病的发生在种族和地区上有很大差别,白种人发病率最高,黄种人次之,黑种人最低。

(五)年龄和性别

1.发病年龄

一般在58～62岁之间,50～79岁占绝大多数,仅10%发生在40岁以前。

2.性别因素

帕金森病患者男性略多于女性,但无明显差别。

二、发病机制

帕金森病是由于脑内一种叫黑质的神经核中多巴胺神经元变性坏死导致的疾病。黑质-纹状体产生的多巴胺是参与大脑维持人体姿势、协调四肢运动肌肉的重要神经递质。当变性坏死超过80%时，多巴胺神经介质所控制管理区域的脑功能就会发生障碍，出现一系列症状。

三、临床表现

(一)发病情况

(1)帕金森病多见于60岁以上老年男性。

(2)此病起病隐匿，发展缓慢。

(3)首发症状多为震颤，其次为步行障碍、肌强直和运动迟缓。

(4)症状常由一侧上肢开始，逐渐波及同侧下肢、对侧上肢及对侧下肢。

(二)临床症状与体征

1.静止性震颤

静止性震颤常为首发症状，多从一侧上肢开始，呈现有规律的拇指对掌和手指屈曲的不自主震颤运动。具有静止时震颤明显、精神紧张时加重、随意动作时减轻、入睡后消失等特征，故称为“静止性震颤”。随着病程的进展，震颤可逐步扩展到下颌、唇、面和四肢。

2.肌强直

肌强直表现屈肌和伸肌张力同时增强，关节被动运动时始终保持阻力增强，类似弯曲软铅管的感觉，称“铅管样肌强直”。多数患者因伴有震颤，检查时可感觉在均匀的阻力中出现断续停顿，如同转动齿轮感，称为“齿轮样强直”，这是由肌强直与静止性震颤叠加所致。

3.运动迟缓

患者随意动作减少、主动动作减慢，多表现为起始动作困难和动作执行困难、缓慢，如起床、翻身、方向变换等动作均有困难；面肌强直使面部表情呆板，笑容出现和消失缓慢，瞬目动作减少等造成“面具脸”；手指精细动作(如系鞋带、裤带等)难以完成；书写时字越写越小，称“写字过小征”。

4.姿势步态异常

患者由于四肢、躯干和颈部肌强直，站立时呈特殊屈曲体姿，迈步时身体前倾，行走时步距缩短，上肢协同摆动次数减少或消失；到晚期，患者有时行走中全身僵硬，不能动弹，称“冻结”现象；行走常见碎步、往前冲，越走越快，不能立刻停步，呈现“慌张步态”。

5.其他

患者还有一些常见的自主神经症状，如便秘、多汗、流涎、皮脂腺分泌亢进等。部分患者伴有睡眠障碍和(或)抑郁症。15%～30%的患者在晚期可出现智能障碍。

四、辅助检查

(一)血常规和脑脊液检查

若血常规各项指标明显升高，应考虑存在感染。脑脊液中的高香草酸含量可降低。

(二)影像学检查

CT、MRI检查无特征性改变，PET或SPECT检查有辅助诊断价值。

(三)基因检测

DNA印迹技术、PCR、DNA序列分析等对少数家族性帕金森病患者有一定的检测作用。

五、治疗

帕金森病为进展性疾病，若不及时诊治，可因严重的肌强直和继发性关节强硬等迫使患者长期卧床而并发肺炎、压疮等，甚至危及生命，故应及时治疗。

(一)药物治疗

早期帕金森病无须进行药物治疗，当疾病持续进展继而影响到患者的日常生活和工作，并引起患者明显的苦恼时，适当的药物治疗可不同程度地减轻症状。目前，临床上以替代性药物如抗胆碱能药物和复方左旋多巴治疗为主。

1.抗胆碱能药物

抗胆碱能药物能拮抗黑质和纹状体内过多的乙酰胆碱，协助维持纹状体内递质平衡，对震颤和强直症状有一定改善作用，适用于震颤明显的年轻患者。常用药物有苯海索(安坦)、东莨菪碱等。

2.金刚烷胺

金刚烷胺促进神经末梢释放多巴胺，并阻止其再吸收，对帕金森病的震颤、强直、运动迟缓均有改善作用。可与左旋多巴等药合用以增强疗效。

3.复方左旋多巴

复方左旋多巴至今仍是治疗本病最基本、最有效的药物，对震颤、强直、运动迟缓等均有较好疗效。临床上，常用药物为多巴丝肼。

4.多巴胺受体激动剂

多巴胺受体激动剂能直接激动纹状体，产生和多巴胺相同作用的物质，从而减少和推迟运动并发症的发生。临床常用药物有普拉克索和吡贝地尔等。

（二）外科治疗

对于长期药物治疗疗效明显减退，同时出现异动症的患者可以考虑进行手术治疗，但手术治疗只能改善症状，并不能根治，术后仍需要配合药物治疗。手术方法有立体定向神经核毁损和脑深部电刺激术。

（三）康复治疗

进行肢体运动、进食等训练和指导可改善患者的生活质量，减少并发症，增强疗效。心理疏导和健康宣教也是帕金森病综合治疗的重要措施。

六、诊断

（一）有受伤的风险

与震颤、关节僵硬、动作迟缓、协调功能障碍有关。

（二）有误吸的危险

与舌头、唇、颈部肌肉的震颤及吞咽困难有关。

（三）营养失调

与手、头不自主的震颤，进食量不足有关。

（四）自理能力缺陷

与神经肌肉损伤有关。

（五）自尊紊乱

与运动障碍、协调功能不良、身体形象改变有关。

（六）知识缺乏

与对病情及治疗不了解有关。

七、护理措施

(一)一般护理

主动了解患者的需要,指导和鼓励患者进行自我护理,做自己力所能及的事;必要时协助患者洗漱、进食、沐浴、大小便,保证患者感到舒适,预防并发症的发生。

1.个人卫生

对出汗多的患者,指导其穿柔软、宽松、透气的棉质衣物;经常清洁皮肤,勤换被褥、衣物,勤洗澡。

2.皮肤护理

对长期卧床的患者,皮肤护理尤为重要。要警惕压疮的发生,保持床单位整洁、干燥,帮助患者定时翻身、做好身体骨突隆起处的保护。

3.保持大小便通畅

(1)指导患者精神放松,进行腹部按摩、热敷以刺激排尿,必要时留置导尿管。

(2)对顽固性便秘者,应指导其多食用富含纤维素的食物,多吃新鲜的蔬菜、水果,多喝水,按摩腹部可促进肠蠕动;必要时给予开塞露塞肛、灌肠或人工排便等。

4.提供生活方便

对行动不便、起坐困难者,可配备高位坐厕、高脚椅、高度适宜的床、手杖、床挡、室内或走道扶手等必要辅助设施;提供便于穿脱的衣物、无需系鞋带的鞋子、大手柄的餐具等。

(二)运动护理

告知患者运动锻炼可以防止或推迟关节强直与肢体痉挛,有利于维持身体的灵活性,增加肺活量,防止便秘,增强自我照顾能力。

1.疾病早期

早期患者主要表现为震颤。鼓励、指导患者维持和增加业余爱好,鼓励患者参加各种形式力所能及的活动,坚持适当的体育锻炼,如散步、打太极拳等,尽量保持身体和各关节的活动强度和最大活动范围。

2.疾病中期

对于已出现某些功能障碍或运动困难的患者要有计划地、循序渐进地进行锻炼,指导患者做一些简单而有效的运动,防止或减慢运动功能的衰退。另外,通过指导患者做一些简单的鼓腮、噘嘴、伸舌、吹气等训练进行面部活动,以改善面部表情和吞咽困难现象，协调发音。

3.疾病晚期

晚期患者可发生显著的运动障碍，卧床不起，最后丧失生活自理能力，应帮助患者采取舒适的体位，被动活动关节，尽量保持关节的活动范围，注意动作轻柔，勿引起患者疼痛和骨折。

（三）安全护理

由于帕金森病患者的震颤、肌强直及运动迟缓等，使患者时刻处于高危状态，如坠床、步行不稳而摔倒或自伤等，因此要注意加强安全防护。病房里物品摆放固定有序，患者活动时应穿防滑鞋，卫生间放上防滑垫，过道旁设安全扶手等。为端碗困难的患者准备带有大把手的不易碎的材质餐具，并指导患者谨防烫伤。

（四）心理护理

由于病程较长，病中出现流涎、震颤等自身形象的改变，患者易产生紧张、自卑、脾气暴躁及忧虑心理，甚至产生厌世、绝望的心理。指导家属关心体贴患者，鼓励患者自我护理，如吃饭、穿衣等，增加其独立性及自信心。

（五）用药指导

告知患者及家属本病需要长期或终身服药，让其了解药物治疗的原则、常用药物种类和名称、剂型、用药方法、服药注意事项、疗效及不良反应等，指导患者注意用药途中不良反应的观察和处理。

1.疗效观察

服药过程中要仔细观察震颤、肌强直及其他运动障碍、语言障碍有无减轻，观察患者起坐灵活度、步行及姿势改善程度、讲话的音调与流利程度，写字、进食与其他手操作能力等，以确定药物疗效。

（1）“开/关”现象：指患者症状在突然缓解（开期）和加重（关期）之间波动，一般“关期”表现为严重的帕金森症状，持续数秒或几分钟后突然转为“开期”，多见于病情较严重的患者，不可预料。减少服药剂量，增加服用次数而总量不变或适当加用多巴胺受体激动剂，可以防止或减少发生。

（2）剂末恶化：疗效减退，指每次服药后药物作用时间逐渐缩短，疗效逐渐下降，症状随血药浓度而波动，可以预知。故增加每天总剂量并分开多次服用或改用缓释剂可以预防。

（3）“异动症”：表现为舞蹈症或手足徐动样不自主运动、肌强直或阵挛，可累及头面部、四肢和躯干。应遵医嘱调整复方左旋多巴的用药剂量和服药次数。

2.药物不良反应及其处理方法

帕金森病常用药物的作用、不良反应及用药注意事项见表 8-1。

表 8-1　帕金森病常用药物的作用、不良反应及用药注意事项

药物	作用	不良反应	用药注意事项
多巴丝肼、卡左双多巴控释片(息宁)	补充黑痣纹状体内多巴胺的不足	恶心、呕吐、便秘、眩晕、幻觉、异动症、“开/关”现象	需服药数天或数周才见效，避免嚼碎药片；出现“开/关”现象最佳服药时间为饭前 30 分钟或饭后 1 小时，避免与高蛋白食物一起聚用；避免突然停药
普拉克索、吡贝地尔	直接激动纹状体，使之产生和多巴胺作用相同的药物，减少和延缓左旋多巴的不良反应	恶心、呕吐、眩晕、疲倦、口干、直立性低血压、嗜睡、幻觉与精神障碍	首次服药后，应卧床休息，如有口干舌燥可嚼口香糖或多喝水；避免开车或操作机械；其为轻微兴奋剂，尽量在上午服药，以免影响睡眠
恩他卡朋	抑制左旋多巴和多巴胺的分解，增加脑内多巴胺的含量	恶心、呕吐、神志混乱、不自主动作、尿黄	与多巴丝肼或卡左双多巴控释片一起服用
司来吉兰	阻止脑内多巴胺释放，增加多巴胺浓度	恶心、呕吐、眩晕、疲倦、多梦、不自主动作	为轻微兴奋剂，尽量在上午服药以免影响睡眠；溃疡患者慎用
苯海索	抗胆碱能药物，协助维持纹状体的递质平衡	恶心、呕吐、眩晕、疲倦、视物模糊、口干、便秘、小便困难	不可立即停药，需缓慢减量，以免症状恶化
盐酸金刚烷胺	促进神经末梢释放多巴胺并阻止其再吸收	恶心、呕吐、眩晕、失眠、水肿、惊厥、玫瑰糠疹	尽量在黄昏前服用。避免失眠；心脏病及肾衰竭患者禁用

(六)饮食护理

(1)给予高热量、高维生素、低盐、低脂、适量优质蛋白的易消化饮食，并给予患者充足的时间和安静的环境缓慢用餐。

(2)对于咀嚼能力和消化功能减退的患者应给予易消化、易咀嚼、细软、无刺激性的软食或半流食。

(3)对于进食困难、饮水反呛的患者要防止经口进食引起的误吸、窒息或吸入性肺炎,床旁备吸引装置,及时清理口、鼻腔内分泌物和呕吐物,必要时遵医嘱插胃管给予鼻饲。

第四节 周围神经疾病

周围神经疾病是原发于周围神经系统的功能障碍或结构改变的一类疾病。临床上较常见,引起周围神经病变的原因很多,包括炎症、压迫、外伤、代谢、遗传、变性、肿瘤、免疫、中毒等。

一、三叉神经痛

三叉神经痛是三叉神经分布区短暂的反复发作性剧痛。

(一)护理评估

1.病因及发病机制

原发性三叉神经痛病因不明,多数人认为由脑干三叉神经感觉主核或半月神经节细胞发作性放电引起,也有人认为由半月神经节附近的动脉硬化、小血管团压迫三叉神经根等原因引起。继发性三叉神经痛常为脑桥小脑占位性病变、多发性硬化等所致。

2.健康史

询问患者疼痛的部位、性质和频率;仔细询问患者疼痛的部位是一侧还是两侧,痛点位于哪里;询问患者是否有特别敏感的区域;是否有诱发因素;疼痛的感觉如何,持续时间有多久。

3.身体评估

了解起病形式及病程特点,三叉神经痛者多呈周期性发作,每次发作期可为数天、数周或数月不等;缓解期亦可为数天至数年不等。

4.心理、社会评估

疼痛严重时可昼夜发作,使患者夜不能眠,常导致患者面色憔悴甚至精神抑郁或情绪低落。

5.实验室及其他检查

了解神经系统有无阳性体征，原发性三叉神经痛一般无神经系统阳性体征。

(二)护理措施

1.一般护理

保持室内光线柔和，周围环境安静、安全，避免患者因周围环境刺激而产生焦虑，加重疼痛。

2.饮食护理

饮食宜清淡，保证机体营养，避免粗糙、干硬、辛辣食物，严重者予以流质饮食。

3.症状护理

观察患者疼痛的部位、性质，与患者进行交谈，帮助患者了解疼痛的原因与诱因；指导患者运用想象、分散注意力、放松、适当按摩疼痛部位等技巧减轻疼痛；指导患者规律生活，合理休息，鼓励患者参加一些娱乐活动（如看电视、杂志，听音乐，跳交谊舞等），以减轻疼痛和消除紧张情绪。

4.用药护理

按时服药，并将药物不良反应向患者说明，使之更好配合。如使用卡马西平可致眩晕、嗜睡、恶心、行走不稳，多在数天后消失；偶有皮疹、白细胞减少，需停药。迅速有效地止痛是治疗本病的关键。

(1)药物治疗：卡马西平为三叉神经痛的首选药物，其次可选用苯妥英钠、氯硝西泮、巴氯芬等；轻者也可服用解热镇痛药。

(2)封闭治疗：服药无效者可行三叉神经纯乙醇封闭治疗。

(3)射频电凝疗法：采用射频电凝治疗对大多数患者有效，可缓解疼痛数月至数年。

以上治疗均无效时可考虑三叉神经感觉根部分切断术，止痛效果最好，为目前首选。

5.心理护理

护士应怀着同情心去理解和体谅患者的情况，对缺乏知识的恐惧，应作耐心的解释工作。

二、特发性面神经麻痹

特发性面神经麻痹又称面神经炎或 Bell 麻痹，是茎乳孔内面神经非特异性炎症导致的周围性面瘫，是自发性面神经瘫痪中最常见的疾病。

(一)护理评估

1.病因及发病机制

本病的病因与发病机制尚未完全阐明。由于骨性面神经管仅能容纳面神经通过,面神经一旦发生炎性水肿,可导致面神经受压。风寒、病毒感染(如带状疱疹)和自主神经功能紊乱等可引起局部神经营养血管痉挛,导致神经缺血水肿。早期病理改变为神经水肿和脱髓鞘,严重者可出现轴索变性。

2.健康史

本病可发生于任何年龄,男性略多。通常急性发病,于数小时或1～3天内达高峰。病初可有麻痹侧乳突区、耳内或下颌角后疼痛。常于起床后刷牙时从病侧口角漏水而发现。

3.身体评估

临床症状主要表现为患侧面部表情肌瘫痪,额纹消失,不能皱额整眉,眼裂增宽,闭合不能或闭合不全。闭眼时眼球向上外方转动,显露白色巩膜,称为Bell征。病侧鼻唇沟变浅,口角下垂,示齿时口角偏向健侧,不能吹口哨,不能鼓腮等。面神经病变在中耳鼓室段者可出现讲话时回响过度和患侧舌前2/3味觉丧失,影响膝状神经节者,除上述表现外,还出现患侧乳头部疼痛、耳郭与外耳道感觉减退、外耳道或鼓膜疱疹,称Hunt综合征。

4.心理、社会评估

突然的口角㖞斜、流涎等面部形象改变常可导致焦急、烦躁或情绪低落。

(二)护理措施

1.一般护理

急性期注意休息,避免风寒,特别是患侧茎乳孔周围应加以保护,如出门穿风衣或系围巾等。

2.饮食护理

饮食宜清淡,保证机体营养,严重者予以流质饮食;应注意食物的冷热度,防止烫伤与冻伤口腔黏膜。保持口腔清洁,饭后及时漱口,预防口腔感染。

3.对症护理

对不能闭眼者,应以眼罩加以保护,局部涂眼膏、滴眼药水,以防角膜感染;尽早加强面肌的主动和被动运动,可教患者对着镜子做皱眉、举额、闭眼、露齿、鼓腮和吹口哨等动作,每天数次,每次5～15分钟,并辅以面部肌肉按摩。

4.用药护理

使用糖皮质激素治疗的患者,应注意药物的不良反应,观察有无胃肠道出血、感染征象，并及时测量血压。治疗原则为改善局部血液循环，减轻面神经水肿，促进功能恢复。

(1)药物治疗：急性期应尽早使用糖皮质激素。并用大剂量维生素 B_1、维生素 B_{12} 等肌内注射，改善神经营养。如系带状疱疹病毒感染引起 Hunt 综合征，可口服阿昔洛韦。

(2)理疗：急性期可用茎乳孔附近红外线照射或超短波透热疗法，恢复期可行碘离子透入疗法、针刺或电针治疗。

(3)康复治疗：患侧面肌活动开始恢复时应尽早进行功能训练，进行面肌的被动或主动运动。

5.心理护理

因患者突然出现口角㖞斜，尤其是在说话时面神经抽搐加剧，造成心理负担加重，应鼓励患者表达自身的感受，给予正确指导。鼓励患者尽早治疗并告诉患者疾病的过程、治疗手段及预后，以增强患者的信心。护士注意语言柔和、态度亲切，避免伤害患者自尊。

第五节　癫　痫

癫痫是一种脑部神经元高度同步化异常放电所致的临床综合征，临床发作表现具有发作性、短暂性和刻板性的特点。异常放电神经元的位置不同及异常放电波及的范围差异，导致患者的发作形式不一，可表现为感觉、运动、意识、精神、行为、自主神经功能障碍或兼有之。临床上，每次发作或每种发作的过程称为痫性发作，一个患者可有一种或多种形式的痫性发作。在癫痫发作中，一组具有相似症状和体征特性所组成的特定癫痫现象称为癫痫综合征。

一、病因与发病机制

(一)病因

癫痫不是独立的疾病，而是一组疾病或综合征。引起癫痫的病因非常复杂，根据病因学不同，癫痫可分为三大类。

1.症状性癫痫

由各种明确的中枢神经系统结构损伤和功能异常引起，如脑肿瘤、脑外伤、脑血管病、中枢神经系统感染、寄生虫病、遗传代谢性疾病和神经系统变性疾病等。

2.特发性癫痫

病因不明，未发现脑部有足以引起癫痫发作的结构性损伤或功能异常，可能与遗传因素密切相关。

3.隐源性癫痫

病因不明，但临床表现提示为症状性癫痫，现有的检查手段不能发现明确的病因。其占全部癫痫的60%～70%。

(二)发病机制

癫痫的发病机制非常复杂，至今尚未能完全了解其全部机制，但发病的一些重要环节已被探知。

1.痫性放电的起始

神经元异常放电是癫痫发病的电生理基础。

2.痫性放电的传播

异常高频放电反复通过突触联系和强化后的易化作用诱发周边及远处的神经元的同步放电，从而引起异常电位的连续传播。

3.痫性放电的终止

目前，机制尚未完全明了。

二、临床表现

(一)全面性发作

1.强直-阵挛性发作

意识丧失、双侧强直后紧接着有阵挛的序列活动，是强直-阵挛性发作的主要临床特征。可由部分性发作演变而来，也可一起病即表现为强直-阵挛发作。早期出现意识丧失、跌倒，随后的发作分为3期：强直期、阵挛期和发作后期。

2.强直性发作

表现为与强直-阵挛性发作中强直期相似的全身骨骼肌强直性收缩，常伴有明显的自主神经症状，如面色苍白等。

3.阵挛性发作

类似全身强直-阵挛性发作中阵挛期的表现。

4.失神发作

突然发生和突然停止的意识丧失是失神发作的特征。典型的失神发作表现为活动突然停止、发呆、呼之不应、手中物体落地。部分患者可机械重复原有的简单动作，每次发作持续数秒，每天可发作数十、上百次。发作后立即清醒，无明显不适，可继续先前的活动。醒后不能回忆，甚至不知刚才发了病。

5.肌阵挛性发作

表现为快速、短暂、触电样肌肉收缩，可遍及全身，也可限于某个肌群，常成簇发生。

6.失张力发作

表现为肌张力突然丧失，可致患者跌倒。局限性肌张力丧失可引起患者头或肢体下垂。

(二)部分性发作

1.单纯部分性发作

除具有癫痫的共性外，发作时意识始终存在，发作后能复述发作的生动细节是单纯部分性发作的主要特征，包括运动性发作、感觉性发作、自主神经性发作和精神症状发作。

2.复杂部分性发作

复杂性部分性发作的主要特征是有意识障碍，发作时患者对外界刺激没有反应，发作后不能或部分不能复述发作的细节。临床表现分为4种类型：自动症；仅有意识障碍；先有单纯部分性发作，后出现意识障碍；先有单纯部分性发作，后出现自动症。

3.部分继发全身性发作

先出现上述部分性发作，随之出现全身性发作。

三、辅助检查

(一)脑电图检查

脑电图检查是诊断癫痫最重要的辅助检查方法，有助于明确癫痫的诊断及分型和确定特殊综合征。

(二)血液检查

通过血糖、血常规、血寄生虫等检查，可了解有无低血糖、贫血、寄生虫病。

(三)影像学检查

应用血管造影、CT、MRI等检查技术可发现脑部器质性病变，为癫痫的诊断提供依据。

四、治疗

目前，癫痫治疗仍以药物治疗为主，药物治疗应达到3个目的：①控制发作或最大限度地减少发作次数；②长期治疗无明显不良反应；③使患者保持或恢复其原有的生理、心理和社会功能状态。

(一)病因的治疗

祛除病因，避免诱因。如全身代谢性疾病导致癫痫者应先纠正代谢紊乱，睡眠不足诱发癫痫者要保证充足的睡眠，对于颅内占位性病变引起者首先考虑手术治疗，对于有脑寄生虫病者行驱虫治疗。

(二)发作时的治疗

立即让患者就地平卧，保持呼吸道通畅，及时给氧；防止外伤，预防并发症；应用药物预防再次发作，如地西泮、苯妥英钠等。

(三)发作间歇期的治疗

合理应用抗癫痫药物，常用的抗癫痫药物有地西泮、氯硝西泮、卡马西平、丙戊酸、苯妥英钠、苯巴比妥、扑痫酮、拉莫三嗪、奥卡西平、左乙拉西坦和加巴喷丁等。强直性发作、部分性发作和部分性发作继发全面性发作首选卡马西平；全面强直-阵挛发作、肌阵挛发作、阵挛性发作首选丙戊酸。

(四)癫痫持续状态的治疗

保持稳定的生命体征和进行性心肺功能支持；终止呈持续状态的癫痫发作，减少癫痫发作对脑部神经元的损害；寻找并尽可能根除病因及诱因；处理并发症。可依次选用地西泮、异戊巴比妥钠、苯妥英钠和水合氯醛等药物。及时纠正血酸碱度和电解质失衡，发生脑水肿时给予甘露醇和呋塞米，注意预防和控制感染。

(五)其他治疗

对于药物难治性、有确定癫痫灶的癫痫可采用手术治疗。另外，中医学针灸治疗对某些癫痫也有一定疗效。

五、护理措施

(一)发作前的预防护理

(1)将患者安排在安静的房间，避免外界刺激，避免引起患者情绪激动的一切因素。

(2)应随时注意有无癫痫发作,24 小时有陪护,无人陪伴不能单独沐浴或外出。

(3)注意观察患者发作时的先兆,及时采取医疗、护理措施,预防跌倒。

(4)患者床旁应备好发作时的抢救物品与药品,如压舌板、开口器、舌钳、氧气装置及抗癫痫药品等。

(5)加强心理护理,及时了解患者的心理情况,使患者保持精神愉快,避免过度兴奋。

(二)发作时的护理

(1)切忌离开患者,应边采取措施边呼叫他人同时急救。

(2)保持呼吸道的通畅,头转向一侧,及时清理呼吸道分泌物,防止呕吐物反流气管而窒息,立即给予吸氧。

(3)注意观察发作的情况,并详细记录全过程。应特别注意意识与瞳孔的变化、眼球凝视和转头方向,以及抽搐的部位、持续时间等。

(4)发作时注意保护头部和四肢,摘下眼镜、义齿,解开过紧的衣领。

(5)患者全身大发作时,护士做好自我防护,且有处理大发作操作经验。可考虑用缠有纱布的压舌板置于患者的上下臼齿之间,以免患者咬伤舌或被患者咬伤。

(6)抽搐时勿用力按压抽搐的肢体,避免骨折和脱臼。

(7)床旁有人保护,加床挡,防止坠床。

(8)对精神运动性发作的患者,注意保护,防自伤、伤人或走失。

(9)暗化病室,保持安静,避免对患者进行强烈声、光刺激。

(三)发作后的护理

(1)患者发作时常大汗淋漓、尿便失禁,发作后应及时擦干,更换清洁内衣裤,预防感冒。

(2)抽搐停止后,呼吸如未恢复,应行人工呼吸。

(3)抽搐发作后应卧床休息。

(四)癫痫持续状态的护理

传统定义认为癫痫持续状态指“癫痫连续发作之间意识尚未恢复又频繁再发,或癫痫发作持续 30 分钟以上未自行停止”。目前观点认为,如果患者出现全面强直阵挛性发作持续 5 分钟以上即有可能发生神经元损伤,对于全面强直-阵挛发作的患者,若发作持续时间超过 5 分钟就该考虑癫痫持续状态的诊断,并须用抗癫痫药物紧急处理。癫痫持续状态是内科常见急症，若不及时治疗可因高热、循环衰竭、电解质紊乱或神经元兴奋毒性损伤导致永久性脑损害，致残率和病死率均很高。任何类型的癫痫均可发生癫痫持续状态，其中全面强直-阵挛发作最常见，危害性也最大。

患者大发作连续不止，每次发作后尚未清醒又紧接着发作。此为危象，不及时处理可致死亡。严密观察患者意识及发作控制情况，如用药后效果不好，应加大剂量或更换药物。

(1)一些药物需根据患者呼吸、血压、心率变化及发作情况控制使用。

(2)持续抽搐致缺血、缺氧导致脑水肿、颅内压增高时，应用脱水药降低颅压。

(3)及时吸氧、吸痰，保持呼吸道通畅。无自主呼吸者，行气管插管，使用人工呼吸机辅助呼吸。

(4)静脉补液，保持水、电解质平衡。

(5)应用抗生素，预防和治疗肺部感染。

(6)加强口腔护理，防止口腔感染。

(7)注意皮肤护理，防止压疮发生。

(五)用药护理

(1)大发作或癫痫持续状态使用地西泮静脉推注速度宜慢不宜快。

(2)静脉使用抗癫痫药物注意观察管路是否通畅，穿刺处皮肤有无渗液。

(3)口服使用抗癫痫药物，要向家属及患者做好药物注意事项宣教，切记遵医嘱服药，不能私自停药、加药、减药，并根据医嘱定期复查肝肾功能及血药浓度。

(4)观察药物不良反应。如静脉注射苯妥英钠时，可致血压下降及心律失常，需密切监控；应用卡马西平的患者，20%可发生白细胞计数减少至 4×10^9/L 以下，应定期化验血象。

(5)观察药物疗效，以便医师及时更改治疗方案。

(6)观察或随访患者是否长期坚持服药。

(六)饮食护理

癫痫发作频繁者，宜进高热量、高蛋白、高维生素食物，昏迷患者给予鼻饲流质饮食，每天饮水量在 1500 mL 左右。生活中避免暴饮暴食，避免进食刺激性食物和大量甜食。

(七)心理护理

癫痫患者因长期反复发作,同时经常伴有跌倒造成的外伤、舌咬伤等意外事件,对患者的生活、工作有很大的影响,往往患者会产生焦虑、恐惧、抑郁的心理,而癫痫患者发作诱因之一为情绪波动。应加强患者的心理护理,使其保持情绪稳定,树立战胜疾病的信心,缓解其焦虑,利于疾病康复。

第九章

妇产科疾病的护理

第一节　阴　道　炎

一、分类

(一)滴虫性阴道炎

滴虫性阴道炎是由阴道毛滴虫引起的常见阴道炎症,也是常见的性传播疾病。约60%的患者合并细菌性阴道炎。

(二)外阴阴道假丝酵母菌病

外阴阴道假丝酵母菌病是由假丝酵母菌引起的常见外阴阴道炎症。国外资料显示,约75%妇女一生中至少患过1次阴道假丝酵母菌病,45%的妇女经历过2次或2次以上的发病。

(三)细菌性阴道炎

细菌性阴道炎为阴道内正常菌群失调所致的一种混合感染。

(四)萎缩性阴道炎

常见于自然绝经或人工绝经后妇女,也可见于产后闭经或药物假绝经治疗的妇女。

二、发病机制

(一)滴虫性阴道炎

病原体为阴道毛滴虫,滴虫寄生在阴道皱襞及腺体中,月经后pH为5.2～6.6,使隐藏的滴虫得以生长繁殖,引起炎症发作;同时滴虫能消耗氧或吞噬阴道上皮细胞内的糖原,阻碍乳酸生成,致阴道pH升高,同时使阴道成为厌氧环境,致厌氧菌繁殖，约 60%患者合并细菌性阴道炎。性交直接传播是主要的传播方式，也可间接传播。

（二）外阴阴道假丝酵母菌病

病原体为假丝酵母菌，属机会致病菌，当阴道 pH 为 4.0～4.7 时，易诱发感染（内源性）。10%～20%非孕妇女及 30%孕妇阴道中有此菌寄生，但菌量极少，并不引起症状。

（三）细菌性阴道炎

由阴道内乳酸杆菌减少，厌氧菌等增加所致的内源性混合感染。促使阴道菌群发生变化的原因不清，推测可能与频繁性交、多个性伴侣或阴道灌洗使阴道环境碱化有关。

（四）萎缩性阴道炎

萎缩性阴道炎为雌激素水平降低、局部抵抗力下降引起的以需氧菌感染为主的炎症。

三、临床表现

（一）症状

1.滴虫性阴道炎

阴道分泌物增多，呈稀薄脓性、黄绿色、泡沫状、有臭味，当混合有其他细菌感染时，白带可呈黄绿色；阴道口及外阴瘙痒；尿频、尿痛，有时可见血尿；不孕（阴道毛滴虫能吞噬精子，影响精子在阴道内存活）。

2.外阴阴道假丝酵母菌病

外阴瘙痒、灼痛、有性交痛及尿痛；阴道分泌物增多，白色稠厚，呈凝乳或豆腐渣样。

3.细菌性阴道炎

10%～40%的患者无临床症状。有症状者主要表现为阴道分泌物增多，呈灰白色、匀质、稀薄，常黏附于阴道壁，但黏度很低，容易从阴道壁拭去，有鱼腥臭味；有轻度外阴瘙痒或烧灼感。

4.萎缩性阴道炎

阴道分泌物增多，稀薄，呈淡黄色，感染严重者呈脓血性白带；外阴瘙痒、灼热感；伴性交痛。

(二)体征

1.滴虫性阴道炎

检查见阴道黏膜充血，严重者有散在出血点，形成“草莓样”宫颈。

2.外阴阴道假丝酵母菌病

检查见外阴红斑、水肿、常伴有抓痕，严重者可见皮肤皲裂、表皮脱落；阴道黏膜红肿、小阴唇内侧及阴道黏膜附有白色块状物，擦去后见黏膜红肿，急性期还可见到糜烂或浅表溃疡。

3.细菌性阴道炎

检查见阴道黏膜无充血的炎性改变。

4.萎缩性阴道炎

检查见阴道呈萎缩性改变，上皮皱壁消失、萎缩、菲薄；阴道黏膜充血，有散在小出血点和点状出血斑，有时可见表浅溃疡。

四、辅助检查

(一)滴虫性阴道炎

阴道分泌物湿片法，镜下见到活动的阴道毛滴虫。

(二)外阴阴道假丝酵母菌病

阴道分泌物检查，发现假丝酵母菌的芽孢或假菌丝。

(三)细菌性阴道炎

线索细胞呈阳性；阴道 pH＞4.5(通常为 4.7～5.7，多为 5.0～5.5)；胺臭味试验阳性。

(四)萎缩性阴道炎

阴道分泌物检查镜下见大量基底细胞及白细胞而无滴虫及假丝酵母菌。

五、治疗

(一)滴虫性阴道炎

切断传染途径，杀灭阴道毛滴虫，恢复阴道正常酸碱度，保持阴道自净功能。需全身用药、局部用药，强调性伴侣治疗。

(二)外阴阴道假丝酵母菌病

消除诱因，根据病情选择局部或全身应用抗真菌药物。

（三）细菌性阴道炎

主要采用针对厌氧菌的治疗。

（四）萎缩性阴道炎

补充雌激素，增加阴道抵抗力，抑制细菌生长。

六、护理措施

（一）一般护理

（1）病房整洁、安静，保持床单位清洁、舒适，注意室内空气流通，避免发生交叉感染。

（2）测量生命体征，定期巡视病房，细致观察病情变化及治疗反应等，发现异常及时报告医师，做好护理记录和书面交班，危重患者床边交班。

（二）症状护理

1.阴道分泌物增多

观察阴道分泌物颜色、性状、气味及量，选择合适的药液进行阴道冲洗。滴虫性阴道炎、细菌性阴道炎及萎缩性阴道炎，选1%乳酸液或0.1%～0.5%醋酸液，增加阴道酸度；阴道假丝酵母菌病选碱性溶液。在不清楚阴道炎的种类时，不可滥用冲洗液，指导患者勤换会阴垫及内裤，保持外阴清洁干燥。

2.外阴瘙痒与灼痛

嘱患者尽量避免搔抓，防止外阴部皮肤破损，炎症急性期减少活动，避免摩擦外阴。

（三）用药护理

1.用药选择

明确阴道炎的类型，遵医嘱用药，选择合适的用药方法及时间。

（1）滴虫性阴道炎：主要药物为甲硝唑及替硝唑。方法：全身用药。初次治疗可选择甲硝唑或替硝唑2 g，单次口服；或甲硝唑400 mg，每天2次，连服7天。口服药物的治愈率为90%～95%。对妊娠期阴道炎患者，为防止新生儿呼吸道和生殖道感染，可应用甲硝唑2 g顿服，或甲硝唑400 mg，每天2次，连服7天。

（2）外阴阴道假丝酵母菌病：主要药物为抗真菌药，唑类药物的疗效高于制霉菌素。全身用药和局部用药疗效相似。局部用药：可选用咪康唑栓剂，每晚1粒，连用7天；或每晚1粒，连用3天；或每晚1粒，单次用药。全身用药：对不能耐受局部用药者、未婚妇女及不愿意采用局部用药者可选用口服药物。常用药物：氟康唑 150 mg，顿服。妊娠合并外阴阴道假丝酵母菌病，以局部治疗为主，7 天为 1 个疗程最佳。

(3)细菌性阴道炎：选用抗厌氧菌药物，首选甲硝唑。全身用药：甲硝唑 400 mg，口服，每天 2～3 次，连服 7 天。局部用药：含甲硝唑栓剂 200 mg，每晚 1 次，连用 7 天。

(4)萎缩性阴道炎：①补充雌激素，用雌三醇软膏局部涂抹，每天 1～2 次，连用14 天。②抑制细菌生长，用诺氟沙星 100 mg，放于阴道深部，每天 1 次，7～10 天为1 个疗程。可选用中药，如保妇康栓。

2.用药指导

(1)指导患者阴道用药的正确方法，对不能自理者，协助用药。

(2)告知患者口服甲硝唑期间及停药 24 小时内、替硝唑用药期间及停药 72 小时内，禁止饮酒；哺乳期间用药，应暂停哺乳。

(3)乳腺癌或子宫内膜癌患者慎用雌激素制剂。

3.用药观察

出现不良反应，立即停药并通知医师。常见药物不良反应如下。

(1)胃肠道反应：如食欲减退、恶心和呕吐。

(2)双硫仑样反应：又称"戒酒硫样反应"，主要是使用头孢菌素类抗生素(头孢哌酮、头孢曲松、头孢噻肟)、甲硝唑和酮康唑等药物后，如果喝酒可出现胸闷胸痛、心慌气短、面部潮红、头痛头晕和腹痛恶心等一系列症状。

(3)药物变态反应：包括局部皮肤症状和全身症状。

(4)偶见头痛、皮疹、白细胞计数减少等。

(四)心理护理

(1)向患者解释疾病与健康的问题，说明"小病"早治，可防"大病"，引导患者重视问题并轻松面对。

(2)加强疾病知识宣传，引导患者规范治疗；对卵巢切除、放疗患者给予安慰，告知雌激素替代治疗可缓解内分泌的失衡，减轻因疾病带来的烦恼，消除心理压力，增强对治疗疾病的信心。

(3)与家属沟通，让其多关心患者，包括说服其性伴侣同时治疗。

第二节　盆腔炎性疾病

盆腔炎性疾病是指女性上生殖道的一组感染性疾病，主要包括子宫内膜炎、输卵管炎、输卵管卵巢脓肿、盆腔腹膜炎。最常见的是输卵管炎及输卵管卵巢脓肿。

一、病因

(1)年龄：盆腔炎性疾病高发年龄为15～25岁。

(2)性活动及性卫生：初次性交年龄小、有多个性伴侣、性交过频及性伴侣有性传播疾病；使用不洁的月经垫、经期性交等。

(3)下生殖道感染：性传播疾病，如淋病奈瑟菌性子宫颈炎、衣原体性子宫颈炎及细菌性阴道炎。

(4)子宫腔内手术操作后感染：行刮宫术、输卵管通液术、子宫输卵管造影术、宫腔镜检查、人工流产、放置宫内节育器等手术时，消毒不严格或术前适应证选择不当，导致感染。

(5)邻近器官炎症直接蔓延：如阑尾炎、腹膜炎等蔓延至盆腔。

(6)盆腔炎性疾病再次发作。

二、主要发病机制

女性生殖系统具有比较完善的自然防御功能，当自然防御功能遭到破坏，或机体免疫力降低、内分泌发生变化或外源性病原体入侵而导致子宫内膜、输卵管、卵巢、盆腔腹膜、盆腔结缔组织发生炎症。感染严重时，可累及周围器官和组织，当病原体毒性强、数量多、患者抵抗力低时，常发生败血症及脓毒血症，若未得到及时治疗可能发生盆腔炎性疾病后遗症。

三、临床表现

(一)症状

(1)轻者无症状或症状轻微不易被发现，常表现为持续性下腹痛，活动或性交后加重，发热，阴道分泌物增多等。

(2)重者可表现为寒战、高热、头痛、食欲减退；月经期发病者可表现为经量增多、经期延长；腹膜炎者出现消化道症状，如恶心、呕吐、腹胀等；若脓肿形成，可有下腹包块及局部刺激症状。

(二)体征

(1)急性面容、体温升高、心率加快。

(2)下腹部压痛、反跳痛及肌紧张。

(3)阴道充血;大量脓性臭味分泌物从宫颈口外流;穹窿有明显触痛;宫颈充血、水肿、举痛明显;子宫体增大有压痛且活动受限;一侧或双侧附件增厚,有包块,压痛。

四、辅助检查

(一)实验室检查

宫颈黏液脓性分泌物,或阴道分泌物0.9%氯化钠溶液湿片中见到大量白细胞;红细胞沉降率升高;血C反应蛋白升高;宫颈分泌物培养或革兰氏染色涂片淋病奈瑟菌呈阳性或沙眼衣原体呈阳性。

(二)阴道超声检查

显示输卵管增粗,输卵管积液,伴或不伴有盆腔积液、输卵管卵巢肿块。

(三)腹腔镜检查

输卵管表面明显充血;输卵管壁水肿;输卵管伞端或浆膜面有脓性渗透物。

(四)子宫内膜活组织检查

子宫内膜炎的确诊依据。

五、护理措施

(一)一般护理

(1)病房整洁、安静,保持床单位清洁、舒适,注意室内空气流通,避免发生交叉感染。

(2)测量生命体征,定期巡视病房,细致观察病情变化及治疗反应等,发现异常及时报告医师,做好护理记录和书面交班,危重患者床边交班。

(二)症状护理

(1)分泌物增多,同阴道炎护理。

(2)支持疗法:卧床休息,取半卧位,有利于脓液积聚于直肠子宫陷凹,使炎症局限;给高热量、高蛋白、高维生素饮食或半流质饮食,及时补充丢失的液体;对出现高热的患者,采取物理降温的措施,出汗时及时更衣,保持身体清洁舒服;

若患者腹胀严重，应行胃肠减压术。

(3)症状观察：密切监测生命体征，测体温、脉搏、呼吸、血压，每 4 小时测量 1 次；物理降温后 30 分钟测体温，以观察降温效果。若患者突然出现腹痛加剧、寒战、高热、恶心、呕吐、腹胀，应立即报告医师，同时做好剖腹探查的准备。

(三)用药护理

严格遵医嘱用药，了解用药方案并密切观察用药反应。

1.头霉素类或头孢菌素类药物

头孢西丁钠 2 g，静脉滴注，每 6 小时 1 次。头孢替坦 2 g，静脉滴注，每 12 小时1 次。多西环素 100 mg，每 12 小时 1 次，静脉滴注或口服。对不能耐受多西环素者，可用阿奇霉素替代，每次 500 mg，每天 1 次，连用 3 天。输卵管卵巢脓肿患者，可加用克林霉素或甲硝唑。

2.克林霉素与氨基糖苷类药物联合方案

克林霉素 900 mg，每 8 小时 1 次，静脉滴注；庆大霉素先给予负荷量(2 mg/kg)，然后给予维持量(1.5 mg/kg)，每 8 小时 1 次，静脉滴注；临床症状、体征改善后继续静脉应用 24～48 小时，克林霉素改口服，每次 450 mg，1 天 4 次，连用 14 天；或多西环素 100 mg，每 12 小时 1 次，连续用药 14 天。

3.观察药物疗效

若用药后 48～72 小时，体温持续不降，患者症状加重，应及时报告医师处理。

(四)手术护理

1.术前护理

(1)饮食护理：外阴、阴道手术及恶性肿瘤手术或可能涉及肠道的手术，术前 3 天进无渣半流质饮食，术前 1 天进流质饮食，手术前 8 小时禁食，术前 4 小时禁饮。

(2)皮肤准备：腹部手术备皮范围是上起剑突水平，两侧至腋中线，下至大腿内上侧 1/3 及会阴部。阴道手术上起耻骨联合上 10 cm，两侧至腋中线，下至外阴部、肛门周围、臀部及大腿内侧上 1/3。腹腔镜手术患者重点做好脐周清洁，清除脐窝污垢。

(3)肠道准备：清洁肠道应遵医嘱于术前 3 天、术前 1 天、手术当天灌肠或清洁灌肠，也可以口服缓泻剂代替多次灌肠。

(4)阴道准备：遵医嘱术前 1 天或 3 天行阴道冲洗或擦洗，每天 1～2 次。

2.术中护理

按手术室护理常规护理。

3.术后护理

(1)术后体位：术后回病房根据麻醉方式决定体位，硬膜外麻醉者去枕平卧6～8小时，全麻患者未清醒时应去枕平卧，头偏向一侧。然后根据不同手术指导患者采取不同体位，如外阴癌根治术应采取平卧位，腹部手术可采取半卧位。

(2)监测生命体征：通常术后每15～30分钟测量一次脉搏、呼吸、血压，观察患者神经和精神状态，4～6小时平稳后可根据手术大小及病情改为每4小时1次或遵医嘱监测并记录。

(3)饮食护理：术后6小时禁食、禁水，根据病情遵医嘱开始进食流质食物，然后进食半流质食物，最后过渡到普食。

(4)伤口护理：观察伤口有无渗血、渗液或敷料脱落情况，有无阴道流血，发现异常应报告医师及时处理。

(5)导尿管护理：保持导尿管通畅，观察并记录尿量、颜色、性质，手术当天每小时尿量应不少于100 mL，如有异常，及时通知医师。根据手术范围及病情术后留置尿管1～14天，保持会阴清洁，每天2次会阴擦洗，防止发生泌尿系统感染，尿管拔除后4～6小时应督促并协助患者自行排尿，以免发生尿潴留。

(6)引流管护理：包括盆腔、腹腔引流管，可经腹部或阴道放置，合理固定引流管，注意保持引流管通畅，避免扭曲、受压及脱落，注意观察引流液的颜色、性状及量并做好记录。一般24小时内引流液不超过200 mL，性状应为淡血性或浆液性，引流量逐渐减少，根据引流量，一般留置24～48小时，引流量<10 mL便可拔除。拔管后，注意观察置管伤口的愈合情况。

(五)心理护理

(1)关心患者，倾听患者诉说，鼓励患者表达内心感受，通过与患者进行交流，建立良好的护患关系，尽可能满足患者的合理需求。

(2)加强疾病知识宣传，解除患者思想顾虑，增加其对治疗的信心。

(3)与家属沟通，指导家属关心患者，与患者及家属共同探讨适合个人的治疗方案，取得家人的理解和帮助，减轻患者心理压力。

第三节 胎膜早破

胎膜早破是指在临产前胎膜自然破裂，是常见的分娩期并发症。胎膜早破可导致早产和围生儿病死率增加，同时可增加宫内感染率和产褥感染率。

一、病因

一般认为胎膜早破与下生殖道感染、胎膜受力不均、羊膜腔内压力升高、宫颈内口松弛、营养素缺乏、机械性刺激有关。

二、临床表现

(一)症状

90%的孕妇会突然有从阴道流出较多液体的感觉，有时液体里混有胎脂和胎粪，无腹痛等其他产兆，当咳嗽、打喷嚏等腹压骤然增高时，羊水流出。

(二)体征

上推胎先露部，可增加阴道流液。

三、辅助检查

(一)阴道液涂片检查

阴道液干燥片检查有羊齿植物叶状结晶出现为羊水。

(二)阴道液酸碱度检查

正常阴道液呈酸性，pH 为 4.5～5.5；羊水的 pH 为 7.0～7.5；尿液的 pH 为 5.5～6.5。用 pH 试纸检查，若流出液 pH＞6.5，视为阳性，准确率可达 90%。但如果受到血液、尿液等分泌物的影响可能会出现假阳性。

四、治疗

预防发生感染和脐带脱垂等并发症。

(一)期待疗法

1.一般护理

(1)绝对卧床，保持外阴清洁，避免不必要的肛诊及阴道检查。

(2)密切观察产妇的生命体征、宫缩和血常规变化。

2.预防感染

破膜超过12小时,应给予抗生素预防感染。

3.其他

抑制宫缩和促进胎肺成熟。

(二)终止妊娠

1.自然分娩

自然分娩适用于妊娠35周后,胎肺成熟,宫颈成熟,无禁忌证者。

2.剖宫产

剖宫产适用于胎肺成熟但胎头高浮,胎位不正,宫颈不成熟,明显羊膜腔感染伴有胎儿窘迫,在抗感染的同时应及时终止妊娠,并做好新生儿复苏的准备。

五、护理措施

(一)减轻焦虑,配合治疗

(1)向孕妇及家属讲解入院须知和病区环境,缓解其焦虑情绪。

(2)向孕妇及家属说明目前孕妇的情况和相关的治疗及护理措施,以取得孕妇的配合。

(3)协助孕妇做好各种生活护理,减轻焦虑。

(二)注意休息,防止脐带脱垂

(1)胎先露未衔接者应注意抬高臀部,卧床休息,左侧卧位,防止脐带脱垂造成胎儿缺氧或宫内窘迫。

(2)每天监测胎心,指导孕妇自计胎动变化,发现异常及时处理。

(3)若出现脐带脱垂或脐带先露,应尽快结束分娩。

(三)严密观察病情变化

(1)密切观察胎心率变化,监测胎动及胎儿安危。

(2)定时观察羊水形状、颜色、有无恶臭等。若混有胎粪的羊水流出,则提示胎儿宫内缺氧,应及时给予吸氧。

(3)对于孕周<35周的胎膜早破者,应遵医嘱给予地塞米松5 mg肌内注射,12小时1次,共4次。若孕周<37周,已临产者,或达37周,破膜12～18小时后尚未临产者,应采取相应措施,尽快结束分娩。

(四)防止感染的发生

(1)做好会阴护理,勤换卫生床垫,保持外阴清洁干燥,每天用碘伏棉球清洗会阴部2次。

(2)监测孕妇的生命体征,定期进行血常规检查,了解是否存在感染,一般在胎膜破裂12小时后给予抗生素治疗。

第四节　胎盘早剥

胎盘早剥是指妊娠20周后或分娩期,正常位置的胎盘在胎儿娩出前,部分或全部从子宫壁剥离。胎盘早剥是妊娠晚期的一种严重并发症,可危及母儿生命。

一、病因

病因尚不清楚,可能与血管病变、机械性因素、子宫静脉压突然升高、子宫内压力突然下降等因素有关。

二、临床表现

(一)症状

1.腹痛

腹痛指妊娠晚期突然发生的腹部持续性疼痛。

2.阴道流血

胎盘早剥的孕妇阴道流血多伴有疼痛。

3.子宫强直性收缩

子宫强直性收缩主要见于重型胎盘早剥者。

4.皮肤、黏膜有出血倾向

皮肤、黏膜有出血倾向常见于重型胎盘早剥,特别是胎死宫内的患者,可能发生弥散性血管内凝血与凝血功能碍。

(二)体征

1.轻型胎盘早剥

子宫软,与妊娠大小相符,产后检查胎盘可发现。

2.重型胎盘早剥

可出现不规律宫缩,子宫大小比正常孕期大,宫底有逐渐升高的趋势,可扪及胎位。严重者可出现板状腹，宫缩间歇时也不缓解，胎位摸不清，由于缺氧胎心常常消失。

三、辅助检查

(一)实验室检查

实验室检查包括血常规和凝血功能的检测。血纤维蛋白原<250 mg/L 为异常，如果<150 mg/L 对凝血功能障碍有诊断意义。

(二)B 超检查

B 超检查可协助了解胎盘的部位及胎盘早剥的类型，可确定胎儿的大小及存活情况，但 B 超显示阴性结果不能完全排除胎盘早剥，尤其是子宫后壁的胎盘。

四、治疗

胎盘早剥严重危及母儿生命，及时处理可改善母儿的预后情况。子宫底高度短时间内升高时，应当引起重视。治疗原则为早识别、积极处理休克、及时终止妊娠、控制弥散性血管内凝血、减少并发症。

(一)纠正休克

(1)建立静脉通道，迅速补充血容量，改善血液循环。

(2)根据血常规的结果，补充血容量和凝血因子，使红细胞比容提高到 0.30 以上，尿量>30 mL/h。

(二)及时终止妊娠

根据孕妇病情轻重、胎儿宫内情况、产程进展、胎产式等决定终止妊娠的方式。

五、护理措施

(一)纠正休克，改善孕妇的一般情况

(1)绝对卧床休息，左侧卧位，给予持续吸氧。

(2)迅速开放静脉通道，积极补充血容量，及时输新鲜血。

(3)密切进行胎心监测，注意胎儿在宫内的情况。

(二)密切观察孕妇的病情变化，及时发现并发症

(1)及时巡视病房：发现孕妇皮下、黏膜或注射部位出血时间延长，可考虑为凝血功能障碍；急性肾衰竭可表现为少尿或无尿。一旦发现上述并发症应及时通知医师。

(2)可遵医嘱给予留置尿管长期开放,观察尿液的颜色、量等。

(三)做好终止妊娠的准备

当确诊为胎盘早剥时,应及时终止妊娠并减少并发症的发生。若决定行子宫下段剖宫产术,应遵医嘱给予术前处置和术前指导。

(四)积极预防产后出血

(1)胎盘早剥的产妇易发生产后出血,在分娩前应遵医嘱给予备血,开放静脉通道。

(2)胎儿娩出后应及时给予促宫缩药物治疗,并按摩子宫,必要时行子宫切除。

(3)术中病情平稳者,术后仍需加强生命体征的监测和观察阴道流血量,预防晚期产后出血的发生。

第五节 前置胎盘

正常妊娠时胎盘附着于子宫体部的前壁、后壁或侧壁。孕28周后若胎盘附着于子宫下段,甚至胎盘下缘达到或覆盖宫颈内口处,其位置低于胎儿先露部时,称为前置胎盘。前置胎盘是妊娠晚期出血的主要原因之一,是妊娠期严重的并发症。

一、病因

病因尚不明确,可能与子宫内膜发育不良、胎盘面积过大或胎盘形状异常、受精卵发育迟缓、宫腔形态异常等因素有关。

二、临床表现

(一)症状

1.无痛性阴道流血

典型症状为妊娠晚期或临产时,发生无诱因、无痛性反复阴道流血。

2.贫血、休克

反复出血可引起贫血,贫血的程度与出血量的多少相关,大量出血有面色苍白、脉搏增快微弱、血压下降等休克表现。

(二)体征

(1)腹部查体:腹软,无压痛,胎儿大小与孕周数相符。

(2)由于子宫下段有胎盘占据,影响胎先露部入盆,所以胎先露部高浮,常伴有胎位的异常。

(3)当前置胎盘附着于子宫前壁时,可在耻骨联合上方听到胎盘杂音。

(4)临产时可有阵发性宫缩、间歇期子宫软。

三、辅助检查

(一)B超检查

B超检查可清楚显示子宫壁、胎盘、胎先露部及宫颈的位置,并根据胎盘下缘与宫颈内口的关系,确定前置胎盘的类型。

(二)专科检查

产后若发现前置部位的胎盘母体面有陈旧性黑紫色血块附着,或胎膜破口与胎盘边缘的距离<7 cm,则为前置胎盘。

四、治疗

原则是抑制宫缩、及时止血、纠正贫血和预防感染。

(一)期待疗法

妊娠<34周、胎儿体重<2000 g、活胎、阴道流血量不多、一般情况良好的孕妇可继续保胎治疗。

(二)一般处理

(1)取侧卧位、绝对卧床休息,血止后方可轻微活动。

(2)密切观察阴道流血量,一般不采用阴道B超检查。

(3)定期进行胎心监测,确保胎儿在宫内的安全。

(4)纠正孕妇贫血,补充铁剂,维持正常血容量。

(三)药物治疗

必要时给予地西泮等镇静剂。在保证孕妇安全的前提下尽可能延长孕周。

(四)终止妊娠

孕妇反复多次发生大量流血甚至休克者,无论胎儿成熟与否,为了确保孕妇安全均应终止妊娠。

五、护理措施

(一)注意休息,减少刺激

(1)指导孕妇绝对卧床休息,鼓励左侧卧位,并给予间断低流量吸氧,以提高胎儿血氧供应。

(2)避免各种刺激,以减少出血的机会,禁做阴道检查及直肠检查。

(二)纠正贫血

(1)可遵医嘱给予口服硫酸亚铁,必要时给予输血。

(2)指导其注意营养的摄入,多食优质蛋白及含铁丰富的食物,如动物肝脏等。

(3)增加机体抵抗力,促进胎儿发育。

(三)监测生命体征,及时发现病情变化

(1)密切观察、准确记录孕妇的生命体征,特别是血压和心率的变化。

(2)注意观察阴道流血的颜色、量。

(3)督促孕妇每天进行胎心监测,确保胎儿在宫内的安全。

(4)遵医嘱定期进行血常规等实验室检查,必要时给予备血。

(四)预防产后出血和感染

(1)产后或术后应严密观察生命体征及阴道流血情况,发现异常及时通知医师。

(2)及时更换卫生床垫,保持外阴的清洁干燥。

(3)胎儿娩出后应及时遵医嘱给予缩宫素,以防止产后出血。对新生儿严格按照高危儿护理的方法进行。

第六节 胎儿窘迫

胎儿窘迫指胎儿在子宫内因急性或慢性缺氧危及其健康和生命的综合征。急性胎儿窘迫多发生在分娩期;慢性胎儿窘迫常发生在妊娠晚期,但在临产后常表现为急性胎儿窘迫。

一、病因

母体血液含氧量不足、母胎间血氧运输及交换障碍、胎儿自身因素异常，均可导致胎儿窘迫。

二、临床表现

(一)症状

1.羊水胎粪污染

影响胎粪排出最主要的因素是孕周，孕周越大，羊水胎粪污染的概率越高。

2.胎动异常

缺氧初期胎动频繁，继而胎动减弱及次数减少，最后消失。

(二)体征

1.产时胎心率异常

产时胎心率变化是急性胎儿窘迫的重要征象。

2.产前胎儿电子监护异常

胎心率异常提示有胎儿缺氧的可能。

三、辅助检查

(一)实验室检查

采集胎儿头皮血进行血气分析，若 pH＜7.20，PaO_2＜10 mmHg，$PaCO_2$＞60 mmHg，可诊断为胎儿酸中毒。

(二)多普勒超声检查

脐动脉多普勒超声血流异常：宫内发育迟缓的胎儿出现进行性舒张期血流降低、脐血流指数升高提示有胎盘灌注不足。

四、治疗

针对病因，积极纠正缺氧状态。

(一)急性胎儿窘迫

1.急性胎儿窘迫者

积极寻找病因并及时纠正。对于宫口未开，胎儿窘迫情况不明显者，可给予吸氧、左侧卧位等保守治疗。

2.宫口开全者

胎先露部已达坐骨棘平面以下 3 cm 者，应尽快经阴道助娩。

(二)慢性胎儿窘迫

1.一般处理

主诉胎动减少者,应进行全面检查以评估母儿状况。

2.期待疗法

孕周小,估计胎儿娩出后存活可能性小,尽量保守治疗延长胎龄,同时促胎肺成熟,争取胎儿成熟后终止妊娠。

3.终止妊娠

妊娠近足月或胎儿已成熟,胎动减少,胎盘功能进行性减退,均应行剖宫产终止妊娠。

五、护理措施

(一)密切观察病情变化

(1)鼓励孕妇取左侧卧位,间断吸氧。

(2)指导产妇自数胎动变化,发现胎动变快、减慢甚至消失及时通知医师。

(3)定期进行胎心监测。

(二)随时做好分娩的准备

(1)若宫口开全、胎先露部已达坐骨棘平面以下 3 cm 者,应尽快做好助娩的准备。

(2)备好用物,做好新生儿抢救及复苏的准备。

(三)讲解相关知识,减轻孕妇的焦虑情绪。

(1)向孕妇及家属做好自我介绍,向其讲解病区环境和疾病的相关知识,消除其陌生感。

(2)向孕妇及家属讲解相关检查的目的、必要性、孕妇所需的配合,对其产生的疑虑给予适当的解释,以减轻孕妇及其家属的焦虑情绪。

(3)向其讲解自计胎动和胎心监测的重要性,以取得孕妇的配合。

(四)做好心理护理

(1)及时陪伴,告知孕妇胎儿的真实情况,以取得孕妇的信任和配合。

(2)对于胎死宫内的孕妇应帮助她们积极面对现实,可为孕妇提供独立病房,安排家属陪伴,避免其独处,建立良好的家庭支持系统。

(3)鼓励她们诉说悲伤,发泄消极情绪,使其接受事实。

第七节　妊娠期高血压疾病

妊娠期高血压疾病是妊娠期特有的疾病，包括妊娠期高血压、子痫前期、子痫、慢性高血压并发子痫前期及妊娠合并慢性高血压。该病严重影响母婴健康，是孕产妇及围生儿死亡的主要原因之一。

一、病因

病因尚不清楚，一般认为与子宫螺旋小动脉重铸不足、炎症免疫过度激活、血管内皮细胞受损、遗传学说、营养缺乏、胰岛素抵抗等因素有关。

二、临床表现

（一）症状

（1）患者可伴有上腹部不适或血小板计数减少，产后才能确诊。

（2）当病情进一步发展时，可有头痛等症状。

（3）晚期可出现持续性头痛和上腹部的不适。

（二）体征

（1）血压≥140/90 mmHg，妊娠首次出现。

（2）孕 20 周以后出现；尿蛋白（+）或≥0.3 g/24 h。

（3）当病情进一步发展，血压≥160/110 mmHg，尿蛋白（++）或≥2 g/24 h；血肌酐>106 μmol/L，血小板计数<100×10^9/L；出现微血管病性溶血；甚至发生抽搐。

三、辅助检查

（一）实验室检查

1.尿常规测定

根据尿蛋白定量确定病情的严重程度，凡 24 小时尿蛋白定量≥0.3 g 者为异常。

2.血细胞比容检测

当血细胞比容下降时，多合并贫血、红细胞受损或溶血。

3.凝血功能检查

重症患者可发生微血管病性溶血，主要表现血小板计数减少（血小板计数<

$100\times10^9/L$）。

（二）眼底检查

眼底视网膜小动脉变化是反应妊娠期高血压疾病严重程度的一项重要参考指标。

（三）其他检查

如心电图、超声心动图和胎盘功能等检查，可视病情而定。

四、治疗

治疗基本原则是休息、镇静、解痉、有指征的降压和利尿，密切监测母胎情况，适时终止妊娠。

（一）一般治疗

（1）加强休息，保证睡眠，鼓励患者采取左侧卧位。

（2）调整饮食：摄入足够的蛋白质、维生素，补足钙及铁剂，严重水肿的患者应限制盐的入量。

（二）药物治疗

1.解痉药物

首选硫酸镁。

2.降压药物

（1）β受体阻滞剂，如拉贝洛尔。

（2）钙通道阻滞剂，如硝苯地平、尼卡地平。

（3）强效血管扩张剂，如硝普钠。

3.镇静药物

常见的镇静药物有地西泮、苯巴比妥钠等。

4.利尿药物

一般不主张应用利尿药物。用药过程中应严密监测患者的水、电解质平衡情况以及药物的毒副反应。常用药物有呋塞米、甘露醇。

（三）手术治疗

子痫前期患者经积极治疗后，母胎状况无改善或者病情持续发展时，应终止妊娠。

五、护理措施

(一)一般护理

1.密切监护母胎状态

(1)每4小时测量一次血压,观察血压变化,尤其是舒张压的变化,以判断病情的变化。

(2)每天或隔天测体重及复查尿蛋白。

(3)定期检查眼底,有无视盘水肿,询问患者是否出现头痛、视力变差、上腹部不适等症状。

(4)每天进行胎心监护或用多普勒听取胎心。

2.保证休息

保证充足睡眠,每天休息不少于10小时,鼓励左侧卧位。

3.调整饮食

摄入足够的蛋白质、蔬菜、补充维生素、铁和钙剂。全身水肿的患者应限制食盐摄入量。

(二)防止受伤

(1)抽搐患者应安排在单间,避光,避免不良刺激等。

(2)专人监护,做好约束,防止受伤,备好抢救物品及药品。

(3)保持病室空气新鲜,遵医嘱给予吸氧。

(4)密切观察患者情况,每2小时测量血压、脉搏、呼吸并及时准确记录。

(5)遵医嘱给予检查和药物治疗。

(三)用药护理

硫酸镁是目前治疗子痫前期和子痫的首选解痉药物。

1.用药方法

临床上,一般选用静脉给药。25%硫酸镁溶液20 mL+10%葡萄糖20 mL,静脉注射,5~10分钟内推注;或25%硫酸镁溶液20 mL+5%葡萄糖200 mL,静脉滴注(1~2 g/h)。

2.毒性反应

硫酸镁的治疗浓度和中毒浓度相近。因此,在进行硫酸镁治疗时应密切观察,认真控制硫酸镁的入量。

参考文献

[1] 周娜.临床心内科诊疗与护理[M].哈尔滨:黑龙江科学技术出版社,2019.

[2] 于志勇.泌尿外科常见疾病诊疗与护理[M].武汉:湖北科学技术出版社,2017.

[3] 蔡华.现代产科护理精要[M].天津:天津科学技术出版社,2018.

[4] 张晓华.妇产科护理新技术[M].天津:天津科学技术出版社,2018.

[5] 胡玉华,都继微.内分泌护理[M].北京:人民卫生出版社,2018.

[6] 肖坤.现代心内科疾病诊疗与护理[M].哈尔滨:黑龙江科学技术出版社,2019.

[7] 任瑞红.现代妇产科护理规范[M].天津:天津科学技术出版社,2018.

[8] 赵文卿.实用呼吸内科疾病护理[M].长春:吉林科学技术出版社,2019.

[9] 迟增乔.消化内科常见病护理[M].长春:吉林科学技术出版社,2019.

[10] 丁德武.现代神经外科疾病诊疗与护理[M].长春:吉林大学出版社,2018.

[11] 李娟,郑玉凤,张莉.临床神经内科疾病诊治与护理[M].北京:人民卫生出版社,2018.

[12] 何文英,侯冬藏.实用消化内科护理手册[M].北京:化学工业出版社,2019.

[13] 史俊平.呼吸系统疾病的防治与护理[M].北京:科学技术文献出版社,2019.

[14] 刘丽琴.现代内科护理精粹[M].西安:西安交通大学出版社,2018.

[15] 殷美萍.实用临床护理思维实践[M].天津:天津科学技术出版社,2018.

[16] 杨虹秀.呼吸内科常见病护理[M].长春:吉林科学技术出版社,2019.

[17] 王娟,毕娟.神经科疾病观察与护理技能[M].北京:中国医药科技出版社,2019.

[18] 王瑞静,马春霞,秦莹.血液系统疾病护理[M].郑州:河南科学技术出版社,2017.

[19] 龚丛芬.实用神经内科护理技术[M].北京:科学技术文献出版社,2019.

[20] 吴小玲.临床护理基础及专科护理[M].长春:吉林科学技术出版社,2019.
[21] 胡卓弟.实用临床护理技术[M].长春:吉林科学技术出版社,2019.
[22] 李林.临床综合外科疾病诊疗与护理[M].长春:吉林大学出版社,2019.
[23] 李丽红.泌尿外科护理[M].北京:人民卫生出版社,2017.
[24] 陈雪.实用内科护理新思维[M].天津:天津科学技术出版社,2018.
[25] 王阔.心内科临床护理与实践[M].天津:天津科学技术出版社,2018.
[26] 曹风霞.精编内科护理学[M].长春:吉林科学技术出版社,2018.
[27] 张秀杰.心内科诊疗与护理[M].北京:科学技术文献出版社,2017.
[28] 任静.内科常见疾病诊疗与护理[M].北京:科学技术文献出版社,2017.
[29] 周秀荣.急危重症患者护理常规[M].长春:吉林科学技术出版社,2019.
[30] 陈仁霞.内科护理临床经验[M].长春:吉林科学技术出版社,2019.
[31] 张华.临床呼吸内科疾病护理[M].北京:中国人口出版社,2018.
[32] 李辉.实用内科护理新思维[M].北京:科学技术文献出版社,2018.
[33] 程萃华,张卫军,王忆春.临床护理基础与实践[M].长春:吉林科学技术出版社,2019.
[34] 张宏.现代内科临床护理[M].天津:天津科学技术出版社,2018.
[35] 张纯英.现代临床护理及护理管理[M].长春:吉林科学技术出版社,2019.
[36] 贾雪媛,王妙珍,李凤.临床护理教育与护理实践[M].长春:吉林科学技术出版社,2019.
[37] 洪萍.神经内科护理安全问题与对策分析[J].中国卫生产业,2019,16(23):27-28.
[38] 郭瑞琴.血液内科护理风险因素分析与风险管理探讨[J].中国中医药咨讯,2011,3(4):5-6.
[39] 吴亚华,沈华.护理风险管理对心内科护理质量的影响[J].中医药管理杂志,2019(13):142-143.
[40] 左继君.神经护理干预对神经内科患者院内感染发生的影响[J].中国医药指南,2013,11(26):264-266.
[41] 龚玉华.泌尿外科护理管理中护理标识的应用意义评析[J].中国卫生产业,2019,16(33):42-43.
[42] 刘云,于建萍.人性化护理在产科护理中的应用[J].实用妇科内分泌电子杂志,2019,6(4):144-145.